Intervallfasten und Leber entgiften

Wie Sie schnell abnehmen, Fett verbrennen, Ihren Körper entgiften und voller Energie stecken können, dank der Leberreinigung

Leonie Schmidt

Haftungsausschluss

Bitte beachten Sie, dass die Informationen in diesem Buch ausschließlich für Bildungs- und Unterhaltungszwecke bestimmt sind. Es wurden alle Anstrengungen unternommen, um genaue, aktuelle, zuverlässige und vollständige Informationen zu präsentieren. Es werden keine Garantien jeglicher Art gegeben oder impliziert. Die Leser erkennen an, dass es nicht die Absicht des Autors ist, seine Überzeugungen durchzusetzen, sondern vielmehr Informationen zu liefern.

Inhaltsverzeichnis

Einführung

Haben Sie schon einmal mehrere Diäten hintereinander durchgeführt, ohne erfolgreich abzunehmen, oder noch schlimmer, mehr Gewicht wieder zugenommen, als Sie nach einer Diät abgenommen hatten?

Übergewicht ist ein Gesundheitsproblem, von dem ein großer Teil der Gesellschaft betroffen ist. Um sich nicht auf Extremfälle oder eine einzelne Personengruppe zu beschränken und das Spektrum weiter auszudehnen, behaupten wir, dass Verdauungs- und Magenprobleme sowie unkontrolliertes Essen einen großen Teil der Gesamtbevölkerung betreffen.

Die Weltgesundheitsorganisation geht davon aus, dass ein Fettgewebe ein schädliches Niveau erreicht, wenn es ein abnormales Aussehen aufweist und eine Bedrohung für die Gesundheit darstellt. Die schädlichen Fette werden in der Regel anhand des Body-Mass-Index oder BMI gemessen, aber es gibt auch andere Messmethoden. Dazu gehören beispielsweise das Verhältnis von Körpergröße zu Körpergewicht und andere Indizes wie der altersspezifische BMI.

Menschen, die an Fettleibigkeit leiden, tragen ein höheres Risiko, zusätzliche chronische Krankheiten wie Diabetes, Herz-Kreislauf-Erkrankungen und bestimmte Krebsarten zu entwickeln.

Im Folgenden finden Sie vier wichtige Fakten, welche die WHO zum Thema "Übergewicht im Jahr 2021" bekannt gegeben hat:

- 41 Millionen Kinder unter fünf Jahren litten an Übergewicht oder Fettleibigkeit.

- Etwa 39 % aller Erwachsenen über 18 Jahre waren bereits übergewichtig. Von diesen waren 13 % fettleibig.
- Mehr als 1,9 Milliarden Erwachsene über 18 Jahre waren übergewichtig. Mehr als 650 Millionen Menschen waren fettleibig.
- Es gab 340 Millionen Kinder und Jugendliche zwischen 5 und 19 Jahren, die entweder übergewichtig oder fettleibig waren.

Falsches Essen oder Essen zu unpassenden Zeiten, führt zu schwerwiegenden Folgen:
Im Laufe der Zeit führt ein hoher Zucker- oder Glukosespiegel im Blut zu Komplikationen wie Herzerkrankungen, Schlaganfällen, Sehstörungen, Nierenerkrankungen, Nervenschäden und anderen Gesundheitsproblemen.
Außerdem sind 8 von 10 Menschen mit Typ-2-Diabetes fettleibig oder übergewichtig. Man kann Typ-2-Diabetes verhindern oder verzögern, indem man sich regelmäßig bewegt und sein Gewicht um 5-7 % reduziert.

Blutdruck

Bluthochdruck oder Blutdruck ist eine chronische Krankheit, die einen starken Druck auf die Blutgefäße entstehen lässt, wenn das Blut durch sie hindurchfließt. Sie kann die Blutgefäße schädigen, das Herz belasten, das Risiko für Herzerkrankungen, Schlaganfälle und Nierenerkrankungen erhöhen und sogar zum Tod führen.

Herzprobleme

Eine Herz-Kreislauf-Erkrankung (HKE) bezeichnet eine Krankheit, die die Funktion des Herzens beeinträchtigt. Es gibt verschiedene Arten von Herz-Kreislauf-Erkrankungen, darunter Herzinfarkt, Herzinsuffizienz, plötzlicher Tod durch Herzstillstand, Angina pectoris und Herzrhythmusstörungen

Das Risiko einer Herzerkrankung steigt bei erhöhtem Blutzuckerspiegel, überschüssigen Blutfetten und Bluthochdruck. Zu den Lipiden im Blut gehören Triglyceride, LDL-Cholesterin und HDL-Cholesterin.

Wenn jemand 5-10 % seines Körpergewichts verliert, verringert er sein Risiko, eine Herzerkrankung zu entwickeln, erheblich. Beispielsweise müsste eine Person mit einem Gewicht von 100 kg 5 kg abnehmen, um ihr Risiko um 5 % zu senken. Eine Gewichtsabnahme kann den Blutdruck, den Cholesterinspiegel und die Blutflusswerte im Körper verbessern.

Zerebraler Schlaganfall

Ein Schlaganfall ("Brain Stroke") bedeutet den plötzlichen Verlust einer oder mehrerer Gehirnfunktionen aufgrund einer Unterbrechung der Blutversorgung des Gehirns. Dies kann durch die Verstopfung oder den Riss eines Blutgefäßes im Hals oder im Gehirn selbst verursacht werden. Wenn eine Person, die einen Schlaganfall erleidet, nicht umgehend medizinisch behandelt wird, kann sie aufgrund der Schädigung des Hirngewebes Teile ihres Körpers nicht mehr bewegen oder sprechen. Die Hauptursache für einen Schlaganfall ist Bluthochdruck.

Schlafapnoe-Syndrom

Bei der Schlafapnoe handelt es sich um eine häufige schlafbezogene Atmungsstörung, bei der jemand im Schlaf nicht ordnungsgemäß atmet bzw. kurzzeitig mit dem Atmen aufhören kann. In vielen Fällen kann eine unbehandelte Schlafapnoe das Risiko für andere Krankheiten wie Herzerkrankungen und Diabetes erhöhen.

Was können wir angesichts all dieser Probleme tun?
Ich selbst empfehle intermittierendes Fasten nicht nur zur Senkung des Risikos von Herz-Kreislauf-Erkrankungen, sondern auch zur Behandlung anderer Symptome wie Reizdarm, Darmbeschwerden, Gallensteinen und zur Entgiftung der Leber, weil es nachweislich dazu beiträgt, den gesamten Organismus besser zu machen.
Was versteht man unter intermittierendem Fasten?
Intervallfasten auch (intermittierendes Fasten, IF) genannt kann auf viele verschiedene Arten praktiziert werden, aber in jedem Fall geht es darum, eine oder mehrere Mahlzeiten für einen bestimmten Zeitraum auszulassen.
Bei der ersten Methode wird an zwei aufeinanderfolgenden Tagen in der Woche zu fasten,durch Abwechslung des Fastengrades. Der erste Tag besteht aus einer kalorienarmen Diät, der nächste Tag ist ein Vollfastentag. Es ist auch möglich, nur an einem statt an zwei Tagen in der Woche zu fasten.
Bei einer anderen Methode des intermittierenden Fastens wird fünf Tage lang eine normale Diät eingehalten und in den nächsten fünf Tagen zwei Tage lang nichts gegessen.
Sie müssen sich beim Fasten an einen bestimmten Zeitplan halten. Legen Sie z. B. Ihre Fastenzeit jeden Tag ab 20 Uhr

fest. Davor nehmen Sie Ihre Mahlzeit unabhängig von der Uhrzeit zu sich.

Einige Studien deuten darauf hin, dass Intervallfasten beim Abnehmen fast genauso wirksam sein könnte wie eine herkömmliche kalorienarme Diät. Das klingt durchaus vernünftig, denn die Reduzierung der Kalorienzufuhr soll Ihnen beim Abnehmen helfen.

Die Praxis des intermittierenden Fastens kann dazu beitragen, den allgemeinen Gesundheitszustand einer Person zu verbessern. Es kann das Risiko von Krankheiten wie Diabetes, Schlafapnoe und bestimmten Krebsarten senken. Intervallfasten kann genauso hilfreich sein wie eine kalorienreduzierte Diät, wodurch Menschen Gewicht verlieren und aktiver werden können.

Können all diese Probleme durch intermittierendes Fasten gelöst werden?

Ja, wenn sie mit anderen gesunden Lebensgewohnheiten einhergeht.

In diesem Buch finden Sie die notwendigen Elemente, mit denen Sie sowohl mit der Verbesserung Ihrer Ernährung beginnen als auch ein effektives Intervallfasten einführen können.

Das erste Kapitel befasst sich mit der Frage, was intermittierendes Fasten ist. Dabei versuche ich, mehr als nur die allgemeinen Informationen zu vermitteln, die man im Internet zu diesem Thema findet. Ich habe Ihnen durch intensive Recherchen viele Informationen zusammengestellt, die Ihnen helfen werden zu verstehen, was Fasten ist, welche Arten es gibt und wie Sie es in Ihrem Alltag anwenden können.

Ich werde Ihnen helfen, sich auf das Fasten vorzubereiten, zu erfahren, was Sie beachten müssen und wie Sie mit dem Fasten beginnen können.

Anschließend werde ich über die Leber sprechen und darüber, wie das intervallfasten zur Leberreinigung beiträgt. Außerdem gebe ich Ihnen eine Reihe von Heilmitteln an die Hand, mit denen Sie die Leber auf natürliche Weise mit Hilfe von Produkten reinigen können, die Sie zu Hause haben.

Danach werde ich ein weiteres häufiges Thema behandeln, nämlich Probleme mit dem Darm und dem Dickdarm, sodass Sie lernen können, wie man sie reinigt, welche Folgen der Transport von Giftstoffen hat und wie intermittierendes Fasten Zustand verbessern kann.

Wir werden uns auch mit einem noch ernsteren Problem befassen, nämlich mit Gallensteinen. Ich werde Ihnen Empfehlungen geben, wie Sie vermeiden können, in diese komplexe und schmerzhafte Situation zu geraten, und natürlich darüber, wie Ihnen das Fasten helfen kann.

Wir werden uns auch mit einem anderen, noch schwerwiegenderen Problem befassen, nämlich mit Gallensteinen. Ich werde Ihnen Empfehlungen geben, wie Sie vermeiden können, in diese komplexe und schmerzhafte Situation zu geraten, und natürlich auch, wie Ihnen das Fasten helfen kann.

Schließlich werden Sie dank einiger Rezepte und eines Tagesplans herausfinden, wie Sie das Fasten richtig durchführen. So kann Ihr Leben beginnen, sich zu verändern, indem Sie sich gesund ernähren und dabei zwischen Zeiten, in denen Sie essen, und Zeiten, in denen

Sie Ihren Körper auf natürliche Weise Fett verbrennen lassen, abwechseln.

Sind Sie bereit, Ihr Leben zu verändern?

Kapitel 1: Vertiefen Sie Ihr Wissen, um das intervallfasten besser zu verstehen

Unter Intervallfasten versteht man eine Form der Ernährung, bei der man in einem bestimmten zeitlichen Rhythmus Nahrung zu sich nimmt und dann wieder fastet, damit der Körper in den **Ketose-Modus** übergeht und Fett verbrennt.

In diesem Kapitel werde ich Ihnen erklären, was es damit auf sich hat und warum Sie es in Ihrem Leben einsetzen sollten. Dabei stütze ich mich auf die Wissenschaft und auf zahlreiche Studien, die sich eingehender mit diesem Thema befasst haben.

Was ist intermittierenden Fasten?

Intervallfasten, auch intermittierendes Fasten genannt, ist eine Ernährungsform, bei der sich Fasten und normales Essen abwechseln, unabhängig davon, was Sie essen.

Das Einlegen von Ernährungspausen kann Ihrem Körper bei der Fettverbrennung helfen. Allerdings sollten Sie nur zu bestimmten Zeiten essen: Dies wird als intermittierendes Fasten bezeichnet.

Zahlreiche Studien haben gezeigt, dass es sich positiv auf die Gesundheit auswirken kann.

Dr. Mark Mattson, der seit 25 Jahren an der Johns Hopkins School of Medicine forscht, hat sich während seiner gesamten Laufbahn mit dem intermittierenden Fasten befasst. Er behauptet, dass unser Körper die Fähigkeit besitzt, stundenlang oder sogar tagelang am Stück zu fasten. Bevor die Menschen lernten, Ackerbau zu betreiben, waren sie Jäger und Sammler, die sich von Nüssen und Beeren ernährten. Diese Nahrungsmittel zu finden und zu jagen erforderte viel Zeit und Mühe.

Die Ernährungswissenschaftler des Johns Hopkins Hospitals erklären, dass die Menschen vor 50 Jahren mehr Kontrollmöglichkeiten über ihr Gewicht hatten. Zu dieser Zeit wurde nach 23 Uhr kein Fernsehen ausgestrahlt und die Menschen hörten gegen 21 Uhr auf zu essen, um sich auf das Schlafengehen vorzubereiten. Personen, die sich körperlich anstrengten und mehr Sport trieben, nahmen auch größere Portionen ein.

Heutzutage bleiben die Menschen länger wach; sie sehen rund um die Uhr fern, ebenso wie sie das Internet nutzen. Sie verbringen auch viel Zeit mit Online-Chats, während sie den ganzen Tag über Snacks zu sich nehmen. Viele Menschen machen auch tagsüber ein Nickerchen.

Durch die Begrenzung der Kalorienzufuhr sowie die Steigerung der körperlichen Aktivität können Fettleibigkeit, Typ-2-Diabetes, Herzerkrankungen und andere Krankheiten, die mit einer Gewichtszunahme einhergehen, vermieden werden. Mehrere Studien haben gezeigt, dass durch intermittierendes Fasten Fettleibigkeit wirksam bekämpft werden kann.

Was ist der Grundsatz des Intervallfastens?

Beim intermittierenden Fasten wählt man bestimmte Zeiten, zu denen man isst und fastet. Diese Zeiten variieren je nach den persönlichen Gewohnheiten. Manche Menschen entscheiden sich beispielsweise für ein achtstündiges Fasten pro Tag und essen die restlichen sechzehn Stunden. Es gibt viele verschiedene Programme für das intervallfasten.

Sie können beispielsweise wählen, ob Sie nur einmal pro Woche, zwei Tage oder nur einen Tag pro Monat fasten möchten.Wenn der Körper über einen längeren Zeitraum keine Nahrung erhält, schaltet sein Stoffwechsel von einem zuckerbasierten System auf ein fettbasiertes System um.

Die Amerikaner nehmen in der Regel drei Mahlzeiten am Tag und alle Zwischenmahlzeiten, die sie möchten, ein. Dadurch verbrennen sie keine Kalorien, die in Fett gespeichert sind.
Beim intermittierenden Fasten wird der Zeitraum verlängert, in dem Ihr Körper die Kalorien aus der Nahrung, die Sie zu sich genommen haben, verbrennt. Auf diese Weise ist Ihr Körper in der Lage, das gespeicherte Fett abzubauen.

Wie funktioniert das intervallfasten?

Bevor Sie einen Arzt aufsuchen, sollten Sie sich selbst mit dem intermittierenden Fasten befassen.

Sobald Sie die Zustimmung Ihres Arztes erhalten haben, ist das Verfahren nicht kompliziert und kann täglich oder wöchentlich durchgeführt werden.

Sie können sich auch für eine kürzere Fastenzeit von sechs bis acht Stunden pro Tag entscheiden.

Viele Menschen finden, dass das tägliche Fasten, bei dem man acht Stunden lang isst und 16 Stunden lang fastet, leicht langfristig durchzuhalten ist. Ich empfehle insbesondere diesen Ernährungsstil.

Personen, die die 5:2-Methode anwenden, nehmen an zwei Tagen in der Woche nur 500 bis 600 Kalorien pro Tag zu sich. Sie müssen diese Diät montags und donnerstags durchführen. An den anderen Tagen können sie essen, was sie wollen.

Sie können zu lange ohne Nahrung auskommen. Das kann aber gefährlich sein, da Ihr Körper aufgrund des längeren Fastens beginnen kann, Fett zu speichern. Ein Fasten von mehr als 24, 36, 48 oder sogar 72 Stunden kann als hohes Gesundheitsrisiko eingestuft werden, seien Sie also vorsichtig.

Um einen Ernährungsplan mit abwechselnden Essens- und Fastenzeiten effektiv einzuhalten, ist eine Eingewöhnungszeit von zwei bis vier Wochen erforderlich. Das mag auf den ersten Blick schwierig erscheinen, aber wer durchhält, ist am Ende immer zufrieden mit seiner Entscheidung. Alle geben zu, dass sie sich dank ihrer neuen Routine viel wohler in ihrer Haut fühlen.

Geschichte des Fastens

Das Konzept des Fastens gibt es schon sehr lange, und viele Kulturen durchführen das Fasten zu spirituellen, disziplinarischen oder religiösen Zwecken. Manche Menschen fasten auch aus politischen Gründen(in Form eines Protests oder Hungerstreiks). In vielen Kulturen war das Fasten eine Möglichkeit, Buße zu tun und ihre Gottheiten zu ehren. Es war auch eine wichtige zeremonielle Praxis bei vielen religiösen Veranstaltungen im Frühling und Herbst. Bei den Assyrern und Babyloniern war es üblich und wurde sogar als Teil der Fruchtbarkeitsriten der Ureinwohner Amerikas in Peru und Mexiko angesehen.

Klassisches Altertum

Griechische Philosophen, Ärzte und viele andere gebildete Menschen haben sich mit den Vorteilen des Fastens befasst. Sie erklärten, dass es Schmerzen und Krankheiten lindert und gleichzeitig die Gesundheit der Zellen verbessert. Die Vorteile des Fastens spiegeln sich in den Reden von Aristoteles, Sokrates, Hippokrates, Platon und Galen wider. In vielen alten Kulturen glaubte man, dass das Fasten sowohl den Körper als auch den Geist verjüngen kann. Diese Überzeugungen waren bei den Ägyptern sehr beliebt, die sie zu einem Heilmittel gegen Syphilis machten. Herodot erwähnte, dass die Perser ihre Jugend bewahrten, indem sie nur eine Mahlzeit am Tag zu sich nahmen. Römische Soldaten fasteten regelmäßig einmal pro Woche, um eine größere körperliche Widerstandskraft zu entwickeln.
Die Spartaner hingegen wurden einem harten und schrittweisen Training unterzogen, um sich abzuhärten. Avicenna war seit frühester Zeit ein bekannter medizinischer und philosophischer Experte. Er verschrieb

seinen Patienten regelmäßig Heilfastenkuren von drei bis sechs Wochen Dauer. Der Stamm der Hunza wiederum, der für seine Gesundheit bekannt war, praktizierte mehrere Wochen im Jahr Rituale der Nahrungsabstinenz.

Mittelalter

Das 16. Jahrhundert markierte die Geburtsstunde der westlichen Medizin. Am Anfang waren es Paracelsus, ein Schweizer Arzt, Dr. Friedrich Hoffmann, ein deutscher Priester und Arzt, und Bernardo de Malta, ein spanischer Priester und Arzt, die zur Entstehung dieses neuen Studienfachs beitrugen.

Sowohl Paracelsus als auch Dr. Hoffmann glaubten, dass Fasten das beste Mittel war, um Krankheiten zu heilen; ihre Argumentation basierte darauf, dass es sich um einen inneren Heiler handelte. Die beiden Ärzte waren nämlich der Meinung, dass langes Fasten seelische Krankheiten heilen könne. Außerdem wandten sie sie bei der Behandlung von Krankheiten auf naturalistische Praktiken wie Sonnenbäder und Vegetarismus zurück.

19. und 20. Jahrhundert

Die medizinische Forschung zum Fasten begann im 19. Jahrhundert und wurde zu Beginn des 20. Jahrhunderts allgemein bekannt. Viele deutsche Naturärzte, darunter Buchinger, Kapferer, Riedlin, S. Moller und Adolph Mayer, befürworteten die Anwendung des Fastens zur Behandlung von Krankheiten.

Auch viele andere deutsche Ärzte unterstützten das Fasten als Behandlungsmethode für verschiedene Krankheiten. Dr. Edward Hooker Dewey kam angeblich in die USA, um einen Typhuspatienten zu behandeln, der 35 Tage lang gefastet hatte.

Nachdem er den Patienten behandelt hatte, verbrachte Dewey einen großen Teil seiner Zeit damit, die kurz- und langfristigen gesundheitlichen Vorteile des Fastens bekannt zu machen und zu verteidigen. Er schrieb das Vorwort zu seinem Meisterwerk *The Healing Fast,* worin er erklärte, dass die Natur für ihn die einzig echte Form der Heilbehandlung sei.

Deweys Arbeit wurde von seiner Überzeugung inspiriert, dass aggressive Behandlungen in der heutigen Zeit nicht angemessen sind. Im Vorwort zu seinem Buch *The Healing Fast* schrieb er: "(...) verwirrt durch abergläubische medizinische Behandlungen, kam der Autor zu dem Schluss, dass nur die Natur Krankheiten heilen kann (...)". Jede Zeile dieses Buches wurde mit der Überzeugung geschrieben, dass aggressive Behandlungen in der Frühzeit vielleicht eine akzeptable Berufspraxis waren, in unserer modernen Zeit jedoch nicht. Linda Hazzard hat Deweys Ansatz weiter verbessert, nachdem sie von ihm ausgebildet worden war. Sie half Patienten bei Langzeitfasten, bis zu 75 Tagen, und vier von ihnen starben daran. Außerdem gelang es unheilbar kranken Patienten nach dem Scheitern vieler Behandlungen schließlich, ihren Zustand durch den Rat von Dr. Frumusan und Dr. Guelpa zu verbessern. Diese beiden Ärzte förderten in Paris häufig das Kurzzeitfasten.

Dr. P. Von Segesser, ein Schweizer Arzt, arbeitete im Sanatorium von Degersheim, wo er die Fastenpraxis, die im 19. Jahrhundert begonnen hatte, fortsetzte. Claude Louis Berthollet, ein weiterer Schweizer Arzt und Chemiker, schrieb 1927 ein monumentales Buch über das Thema, ungefähr zu der Zeit, als Shelton in den USA sein eigenes

Buch schrieb. Jeder Fastende gestaltete seine Fastenperioden individuell und entschied, ob er lang- oder kurzfristig fastete. Außerdem verwendeten sie als Teil ihrer Diät Einläufe und andere Einschränkungen bei der Nahrungsaufnahme.

Der deutsche Schriftsteller und Gesundheitsforscher Hellmut Lützner hat mehrere Publikationen zu diesem Thema verfasst, darunter die kürzlich erschienenen Bücher *Reborn through fasting* und *Fasten und Ernährungstherapie* In seinen Schriften behauptete er, dass das Fasten ein Teil des menschlichen Lebens ist. Durch diese Ernährungsweise werden Abfallprodukte aus der Umweltverschmutzung beseitigt, überflüssige Pfunde abgebaut und verbessert den physiologischen und psychologischen Gesundheitszustand.

Vorteile des intermittierenden Fastens

Die Praxis des Fastens hat oft Vor- und Nachteile. Während das Auslassen einer Mahlzeit für viele Menschen vorteilhaft ist, kann es für andere risikoreich oder sogar gefährlich sein. Forscher beschäftigen sich schon seit vielen Jahren mit dem intermittierenden Fasten. Sie haben sowohl Tiere als auch Menschen genau unter die Lupe genommen, um die gesundheitlichen Auswirkungen dieser Praxis zu ermitteln.

Darüber hinaus sind weitere Forschungen erforderlich, um die langfristigen Auswirkungen des intermittierenden Fastens zu untersuchen. Es wurde nachgewiesen, dass es auch den Stoffwechsel verbessert und den Blutzuckerspiegel senkt, beides entscheidende Faktoren für die Heilung vieler Gesundheitsprobleme.

Hier sind einige der Vorteile ihrer Praxis:

- Sie befreien sich vom mentalen Nebel(Geistiger Nebel) und führt dazu, dass Sie Ihre Energie aus gespeicherten Fetten statt aus Zucker schöpfen müssen.
- Senkt das Diabetes-Risiko, kontrolliert Ihren Blutzuckerspiegel und verringert die Resistenz Ihres Körpers gegen Insulin, das Hormon, das hilft, die Menge an Zucker im Blut zu kontrollieren.
- Hilft Ihnen, Gewicht und viszerales Fett zu verlieren, das schlechte Fett, das sich um den Bauch herum befindet und Krankheiten verursacht.
- Es verbessert Ihren Schlaf, reguliert Ihren zirkadianen Rhythmus und beschleunigt die Verdauung des Tages.
- Es pflegt Ihr Herz, senkt den Blutdruck und verbessert den Cholesterinspiegel.
- Es reduziert Entzündungen, was Krankheiten wie Arthritis, Multiple Sklerose und Asthma verhindern kann.

Ist es eine kostengünstige Diät?

Was Sie zunächst verstehen müssen, ist, dass es sich hierbei nicht um eine Diät handelt, bei der Sie das essen müssen, was man Ihnen vorschreibt. Sie werden sich einfach auf eine gesunde und logische Weise ernähren und dabei frittierte Lebensmittel, Transfette und übermäßigen Konsum reduzieren.

Deshalb ist es kostengünstig, weil Sie je nach gewählter Fastenart in bestimmten Zeiträumen gesund essen werden, aber es ist nicht eine bestimmte Diät oder ein bestimmtes

Nahrungsmittel, das die Arbeit erledigt, sondern Ihr eigener Körper, der die Art und Weise, wie er den Treibstoff verwendet, ändert und Ihnen hilft.

Was passiert während des Fastens in Ihrem Körper?

Das Konzept eines gesunden Lebens erfordert, dass wir auf Ernährung und körperliche Betätigung achten. Um dem Konzept jedoch Schlüsselideen hinzuzufügen, müssen wir die Beziehungen, die wir zu Lebensmitteln unterhalten, und ihre Auswirkungen auf unsere Gesundheit betrachten.

Fasten ist der freiwillige Verzicht oder die Reduzierung eines Teils oder der Gesamtheit von Speisen, Getränken oder beidem für einen bestimmten Zeitraum.

Obwohl Fasten manchmal schädlich sein kann und zu religiösen Zwecken verwendet wird, kann diese Praxis gesund oder sogar vorteilhaft sein, wenn sie nur für einen begrenzten Zeitraum praktiziert wird. Die aktuelle Forschung unterstützt die Legitimität des Fastens als Mittel zur Gewichtskontrolle und zur Vorbeugung von Krankheiten. Es ist wichtig, diesen Fastenprozess gesund und angemessen durchzuführen.

Fasten wissenschaftlich begreifen

Mehrere Experimente an Tieren haben deutliche Vorteile des intermittierenden Fastens aufgezeigt. Sie zeigen, dass diese Art der Ernährung Giftstoffe aus dem Körper entfernt und die Zellen dazu anregt, Prozesse durchzuführen, die sie normalerweise nicht durchführen. Einer der bemerkenswerten Vorteile des Fastens ist, dass es dem

Körper helfen kann, sich von Dingen zu befreien, die ihm schaden.

Außerdem bringt es den Körper dazu, durch die Glukoneogenese seinen eigenen Zucker herzustellen. Da der Körper nicht ohne weiteres auf Glukose zugreifen kann, müssen die Zellen andere Materialien und Methoden zur Energiegewinnung nutzen.

Die Leber baut Stoffe wie Laktat, Aminosäuren und Fette ab und wandelt sie in verwertbare Glukose-Nebenprodukte um. Unser Körper nutzt die Energie effizienter, wenn wir fasten, da wir mit einer niedrigeren Grundumsatzrate arbeiten, was unserem Körper hilft, Energie zu sparen. Dies führt auch zu einer Senkung unseres Blutdrucks und unserer Herzfrequenz.

Wenn der Körper in den Zustand der Ketose übergeht, hört er auf, Glukose als Brennstoff zu verwenden, und beginnt stattdessen, gespeichertes Fett zu verbrennen. Dies ist der ideale Weg für den Körper, um Gewicht zu verlieren und einen angemessenen Blutzuckerspiegel aufrechtzuerhalten.

Beim Fasten werden die Mechanismen des Körpers auf die Probe gestellt, genau wie bei einem Workout. Infolgedessen steigern die Körperzellen ihre Anpassungsfähigkeit, indem sie ihre Abwehrkräfte stärken, sie werden ausdauernder und stärker.

Wenn Sie Ihrem Körper zwischen den Fastenperioden Zeit geben, sich auszuruhen und Kraft zu tanken, wird Ihr Körper wieder kräftiger werden. Es ist nämlich besser, kurzfristig als langfristig zu helfen.

Welche Arten von Fasten gibt es?

Laborstudien haben gezeigt, dass alle drei Fastenmethoden Vorteile in Bezug auf ein längeres Leben haben.

Zeitlich begrenzte Ernährung

Unsere Kalorienzufuhr ist auf einen bestimmten Zeitraum begrenzt, der dem zirkadianen Rhythmus unseres Körpers entspricht. Der Begriff "biologische Uhr" wird häufig für diesen Zyklus verwendet, der bestimmt, wann wir ins Bett gehen, wann wir aufwachen, was wir essen usw. ..
Fasten zwischen 10:00 und 18:00 Uhr ist ein Beispiel für die Ausrichtung auf diesen Rhythmus.
Wenn die verschiedenen Systeme unseres Körpers nicht synchronisiert sind, kann sich unser Organismus nicht gesund erhalten.
Außerdem ist es auch für uns von Vorteil, wenn wir unserem Körper mehr Zeit geben, sich selbst zu erholen. Deshalb haben Menschen oft gesundheitliche Probleme, wenn sie um Mitternacht naschen.

Intermittierende Kalorienbeschränkung

Dabei soll die Kalorienmenge so weit wie möglich reduziert werden, um den Körper mithilfe einer kurzen, intensiven Therapie zu heilen.
Mehrere Studien über die Auswirkungen von Zwei-Tages-Diäten, bei denen man an einem Tag die Kohlenhydrate einschränkt und am nächsten Tag die Kalorien reduziert, wurden durchgeführt. Indem wir unsere Kalorien auf einen bestimmten Zeitraum beschränken, müssen wir uns nicht ständig Gedanken über unsere Ernährung machen. Wir

können die Zeiträume, in denen wir essen, intelligent wählen und können unsere täglichen Aktivitäten und Übungen mit weniger Treibstoff fortsetzen.

Periodisches Fasten mit Diäten

Es wird nicht empfohlen, Mahlzeiten auszulassen, wenn man eine ketogene Diät macht. Dies kann dazu führen, dass die Glykogenreserven des Körpers aufgebraucht werden und der Körper für drei bis fünf Tage in den Zustand der Ketose übergeht.

Eine andere Möglichkeit besteht darin, die Kalorienzufuhr für drei bis fünf Tage einzuschränken. Eine Diät, die fünf Tage lang auf 1000 Kalorien beschränkt ist, wäre die effektivste Methode, um das Fasten zu imitieren, ohne an Nährstoffmangel zu leiden. Diese Methode soll stärker sein als ein zweitägiges Fasten, da sie den Körper in die Ketose versetzt und mit einer echten Reinigung beginnt.

Nehmen wir als Beispiel ein 16/8-Fasten über einen Zeitraum von 24 Stunden. Das bedeutet, dass wir 16 Stunden lang nichts essen und in den verbleibenden 8 Stunden essen dürfen. Zur Orientierung in diesem Kapitel gehen wir davon aus, dass wir fünf Mahlzeiten pro Tag nach folgendem Zeitplan zu uns nehmen (erstellen Sie aber Ihren eigenen, der zu Ihrem Lebensstil passt) :

- 07.00 - 07.30 Uhr: Frühstück
- 10.00 - 10.30 Uhr: Morgensnack
- 13.00 - 13.30 Uhr: Mittagessen
- 16.00 - 16.30: Nachmittagssnack
- 20.30 - 21.00 Uhr: Abendessen

12/12 Fasten

Wenn Sie mit dem intermittierenden Fasten beginnen wollen, müssen Sie damit anfangen. Es ist ganz einfach, denn wenn wir unsere acht Stunden Schlaf zählen, werden wir das Abendessen oder das Frühstück einfach ausfallen lassen.

Wenn wir das Frühstück auslassen müssten, würde unser Tag so aussehen: Die Fastenperiode würde nach dem Abendessen um 21 Uhr beginnen und bis zum Snack um 10 Uhr am nächsten Tag dauern, was 13 Stunden Fasten entspricht :

- 07.00 - 07.30: kein Frühstück
- 10.00 - 10.30 Uhr: Morgensnack
- 13.00 - 13.30 Uhr: Mittagessen
- 16.00 - 16.30: Nachmittagssnack
- 20.30 - 21.00 Uhr: Abendessen

Wenn wir das Abendessen auslassen müssten, würde unser Tag so aussehen: Die Fastenperiode würde nach dem Snack um 17.30 Uhr beginnen und bis zum Frühstück um 7.00 Uhr am nächsten Tag dauern, was 13,5 Stunden Fasten entspricht:

- 07.00 - 07.30 Uhr: Frühstück
- 10.00 - 10.30 Uhr: Morgensnack
- 13.00 - 13.30 Uhr: Mittagessen
- 16.00 - 16.30: Nachmittagssnack
- 20.30 - 21.00 Uhr: kein Abendessen

16/8 Fasten

Das 16/8-Fasten ist die häufigste Form des Fastens. Er verlängert die Fastenzeit, die wir zuvor gesehen haben, ein wenig, aber viel weniger als die anderen Fastenarten, die wir später behandeln werden.

Wie bei jedem Fasten nutzen Sie die Schlafenszeit, um Ihre Fastenzeiten zu berechnen. Sie können also drei verschiedene Strategien anwenden:

A. Nichts essen, wenn Sie aufwachen.

B. Nichts vor dem Schlafengehen essen.

C. Vor dem Schlafengehen und nach dem Aufwachen nichts essen.

Sollten Sie es nicht schaffen, mit leerem Magen zu schlafen, empfiehlt sich die erste Möglichkeit. Sie lassen nämlich einfach das Frühstück und den Snack am Morgen aus, sodass Ihre erste Mahlzeit des Tages die um 13 Uhr ist. Auf diese Weise fasten Sie 16 Stunden lang, von 21 Uhr bis 13 Uhr.

- 07.00 - 07.30: kein Frühstück
- 10.00 - 10.30: kein Morgensnack
- 13.00 - 13.30 Uhr: Mittagessen
- 16.00 - 16.30: Nachmittagssnack
- 20.30 - 21.00 Uhr: Abendessen

Wenn Sie hingegen den Tag nicht ohne Frühstück beginnen können, machen Sie es umgekehrt: Lassen Sie die letzten beiden Mahlzeiten des Tages ausfallen.

Wenn Ihre letzte Mahlzeit um 13:30 Uhr eingenommen wurde und Sie am nächsten Tag bis 7 Uhr keine Kalorien zu sich nehmen, bedeutet dies, dass Sie 17,5 Stunden gefastet und 6,5 Stunden gegessen haben.

- 07.00 - 07.30 Uhr: Frühstück
- 10.00 - 10.30 Uhr: Morgensnack

- 13.00 - 13.30 Uhr: Mittagessen
- 16.00 - 16.30: kein Nachmittagssnack
- 20.30 - 21.00 Uhr: kein Abendessen

Sie können auch beides kombinieren, indem Sie die letzte Mahlzeit des Tages und die erste Mahlzeit des nächsten Tages auslassen.

Sie beenden den Tag also um 16:30 Uhr und essen erst um 10 Uhr am nächsten Tag. Damit haben Sie 17,5 Stunden Zeit zum Fasten und 6,5 Stunden zum Essen.

- 07.00 - 07.30: kein Frühstück
- 10.00 - 10.30 Uhr: Morgensnack
- 13.00 - 13.30 Uhr: Mittagessen
- 16.00 - 16.30: Nachmittagssnack
- 20.30 - 21.00 Uhr: kein Abendessen

20/4 Fasten

Falls Sie das 16/8-Fasten gut vertragen und noch tiefer gehen möchten, können Sie das 20/4-Fasten ausprobieren. Obwohl es nicht das häufigste ist, wird es oft als Alternative zwischen dem 16/8-Fasten und dem ganztägigen Fasten, das auch als 24/0-Fasten bezeichnet wird, verwendet.

Wie beim vorherigen Fasten können Sie entscheiden, ob Sie Ihre Mahlzeit vor dem Schlafengehen, nach dem Aufwachen oder in einer Kombination aus beidem umstellen.

Wir stellen Ihnen hier vier Varianten vor, die Sie aber immer noch an Ihren Lebensstil anpassen können.

Wenn Sie lieber am Nachmittag essen möchten :

- 07.00 - 07.30: kein Frühstück
- 10.00 - 10.30: kein Morgensnack
- 13.00 - 13.30 Uhr: kein Mittagessen

- 16.00 - 16.30: Nachmittagssnack
- 20.30 - 21.00 Uhr: Abendessen

Wenn Sie sich dafür entscheiden, am Morgen zu essen :
- 07.00 - 07.30 Uhr: Frühstück
- 10.00 - 10.30 Uhr: Morgensnack
- 13.00 - 13.30 Uhr: kein Mittagessen
- 16.00 - 16.30: kein Nachmittagssnack
- 20.30 - 21.00 Uhr: kein Abendessen

Sie können auch eine Mischung aus Vormittag und Nachmittag wählen:
- 07.00 - 07.30: kein Frühstück
- 10.00 - 10.30: kein Morgensnack
- 13.00 - 13.30 Uhr: Mittagessen
- 16.00 - 16.30: Nachmittagssnack
- 20.30 - 21.00 Uhr: kein Abendessen

Eine andere Möglichkeit besteht darin, die letzten beiden Mahlzeiten des Tages und das Frühstück auszulassen:
- 07.00 - 07.30: kein Frühstück
- 10.00 - 10.30 Uhr: Morgensnack
- 13.00 - 13.30 Uhr: Mittagessen
- 16.00 - 16.30: kein Nachmittagssnack
- 20.30 - 21.00 Uhr: kein Abendessen

Fasten 24/0

Bei dieser Variante müssen Sie ein- bis zweimal pro Woche 24 Stunden lang fasten. Dieses Intervallfasten ist auch unter dem Namen Fastentag oder 24-Stunden-Fasten bekannt.
Nach dem Frühstück können Sie sich entscheiden, bis zum nächsten Frühstück nichts zu essen oder eine beliebige andere Mahlzeit als Hauptmahlzeit zu wählen.

Nehmen Sie nur eine Mahlzeit am Tag zu sich, am besten mittags, denn es kann sein, dass Sie zur Frühstückszeit nicht viel Zeit oder Appetit haben. Auch wenn Sie beim Abendessen zu viel essen, könnten Sie Schwierigkeiten beim Einschlafen haben.

Fasten von mehr als 24 Stunden

Manche Arten des Fastens dauern länger als einen Tag, allerdings sollten Sie dies nur auf ärztlichen Rat hin durchführen, da die Proteolyse, also der Abbau von Proteinen, nach 24 Stunden Nahrungsentzug exponentiell ansteigt. Ab diesem Zeitpunkt verwendet Ihr Körper Proteine als Energiequelle, was dazu führen kann, dass Sie Muskelmasse verlieren.

Gesundheitliche Vorteile

Fasten hat wichtige positive Auswirkungen auf Körper und Psyche, im Folgenden werden einige davon genannt:
Durch Fasten können Sie die Leistung Ihres Intelligenzquotienten steigern.
- ✓ Durch Fasten bekämpfen Sie Fettleibigkeit und die damit verbundenen chronischen Krankheiten.
- ✓ Das Fasten hilft Ihnen, Entzündungen zu heilen.
- ✓ Beim Fasten wird Ihre körperliche Fitness allgemein verbessert.
- ✓ Fasten unterstützt Sie bei der Gewichtsabnahme.
- ✓ Durch Fasten verringern Sie das Risiko von Stoffwechselerkrankungen.

Eine kürzlich durchgeführte Studie an krebskranken Mäusen hat gezeigt, dass das Fasten während einer Chemotherapie das Immunsystem aktivieren und auf die Krebszellen einwirken kann. Aus diesem Grund kommt diese Art der Ernährung auch einigen Krebspatienten zugute.

Beim Fasten werden alte, abgestorbene Zellen aus dem Körper entfernt und durch neue, gesunde Zellen ersetzt. Dies könnte eine Alternativbehandlung für Krebspatienten sein, denen derzeit geraten wird, ihre Kalorien- und Nährstoffzufuhr während der Chemotherapie zu erhöhen.

Wie lauten die Expertenempfehlungen zum intermittierenden Fasten?

Es gibt verschiedene Möglichkeiten, das intervallfasten zu durchführen. Die gängigste Möglichkeit ist, 16 Stunden am Tag zu fasten. Wenn Sie das zuvor Gesagte ausgelassen haben, bedeutet dies, dass Sie 16 Stunden lang fasten und nur in den restlichen acht Stunden Nahrung zu sich nehmen sollen.

Außerdem können Sie sich für eine Technik entscheiden, die 12/12 bezeichnet wird und bei der Sie 12 Stunden lang fasten, was nicht sehr schwierig ist, wenn Sie etwas früher zu Abend essen und etwas später frühstücken.

Es gibt auch ein extremeres Fastenmodell, nämlich das 20/4-Intervallfasten, bei dem Sie über vier Stunden verteilt eine oder zwei Mahlzeiten zu sich nehmen und den Rest der Zeit fasten.

Weitere Möglichkeiten sind das 24-Stunden-Fasten, bei dem Sie einen ganzen Tag verstreichen lassen, bevor Sie wieder etwas essen, oder das 5:2-Fasten, bei dem Sie innerhalb einer Woche zwei Tage lang Junges durchführen. An diesen beiden Tagen reduzieren Sie entweder die Energiezufuhr auf etwa 500 Kalorien oder Sie durchführen das alternierende Fasten, bei dem Sie an einem der beiden Tage fasten.

Bevor Sie sich für eines dieser Fastenarten entscheiden, sollten Sie unbedingt einen Ernährungsberater aufsuchen und dessen Anweisungen befolgen.

Die Rolle der Ketonkörper und der Ketose

Der Begriff „Ketone" oder „Ketonkörper" bezeichnet Abbauprodukte des Fettstoffwechsels.

Ketonkörper oder **Ketone** sind chemische Substanzen, die sich ansammeln, wenn der Körper beginnt, zur Energiegewinnung Fett anstelle von Glukose zu verbrennen. Dieses Phänomen wird als Ketose bezeichnet. Die häufigste Ursache für Ketose bei Diabetikern ist Insulinmangel. Durch den Insulinmangel kann die Glukose nicht in die Zellen eindringen und sammelt sich im Blut an. Die Zellen verbrennen dann Fett anstelle von Glukose. Dies führt zur Bildung von Ketonkörpern im Blut, die schließlich in den Urin gelangen.

Bevor ich den Zusammenhang zwischen Ketose und Fasten erläutere, werde ich erklären, was passiert, wenn der Körper negativ auf Ketone reagiert.

Warum sind Ketone in manchen Fällen gefährlich?

Das Vorhandensein von Ketonen kann darauf hindeuten, dass Ihr Körper mehr Insulin benötigt (Sie sollten Ihren Blutzuckerspiegel überprüfen, um festzustellen, wie viel Insulin er benötigt).

Eine Anhäufung von Ketonkörpern kann auch zu einer diabetischen Ketoazidose (DKA) führen. Zu den Symptomen einer Ketoazidose gehören mäßige bis hohe Ketonkörperwerte, Übelkeit, Erbrechen, Bauchschmerzen, fruchtiger oder acetonischer (nach Nagellackentferner riechender) Atem, Kurzatmigkeit, Hautrötungen und Energiemangel. Hohe Ketonwerte sind für den Körper giftig und in diesem Fall sollten Sie so schnell wie möglich einen Arzt aufsuchen.

Wann sollte man auf Ketone messen?

Sie sollten auf Ketone achten, wenn Ihr Blutzuckerspiegel über 240 mg/dl liegt oder wenn Sie krank sind, auch wenn es sich nur um eine Erkältung handelt.

Es gibt verschiedene Möglichkeiten, nach Ketonkörpern zu suchen, die jeweils positive und negative Seiten haben. Die zuverlässigste Methode ist die Verwendung eines Blutketonmessgeräts zur Messung von BHB (dem wichtigsten Keton, das bei der Ketoazidose entsteht). Die Funktionsweise eines Geräts zur Messung der Blutketonwerte ist genau die gleiche wie die eines Blutzuckermessgeräts, beide verwenden eine Blutprobe. Diese Geräte kosten in der Regel zwischen 30 und 60 Euro, und die Teststreifen kosten jeweils etwas mehr als einen Euro. Diese Geräte sind auf Amazon erhältlich.

Sie können auch ein Gerät zur Messung von Aceton verwenden, einem Keton, das im Atem vorkommt. Diese Methode ist sehr praktisch und erfordert nur den Kauf eines Geräts, das speziell für die Messung von Aceton entwickelt wurde. Allerdings ist dieses Gerät teuer, es kostet etwa 200

Euro, aber es kann langfristig eine Ersparnis darstellen, wenn Sie vorhaben, Ihre Ketone regelmäßig zu testen.

Eine weitere Möglichkeit, die Ketonämie zu messen, obwohl weniger zuverlässig, ist die Verwendung von Keton-Teststreifen, mit denen die spezifischen Ketone gemessen werden, die im Urin freigesetzt werden. Diese Teststreifen sind sehr preiswert, etwa 25 Cent pro Test. Dennoch sind sie nicht so genau wie Bluttests, weil es länger dauert, bis die Ketone im Urin erscheinen als im Blut, und weil der Grad der Hydratation die Ergebnisse ebenfalls beeinflusst. Keton-Teststreifen können in jeder Apotheke gekauft werden.

Können hohe Glukosewerte(Diabetes) im Blut zur Bildung von Ketonen führen?

Das Vorhandensein von Ketonen im Blut ist eine häufige Komplikation im Zusammenhang mit Diabetes. Dies deutet darauf hin, dass Ihr Körper mehr Insulin benötigt. Im Allgemeinen gilt: Wenn Ihr Körper mehr Insulin benötigt, bedeutet dies, dass Sie möglicherweise einen hohen Blutzuckerspiegel haben.

Außerdem schüttet Ihr Körper, wenn Sie krank sind, als Reaktion auf den daraus resultierenden Stress Hormone aus. Diese Hormone erhöhen den Blutzuckerspiegel; daher ist es ratsam, den Ketonspiegel zu überprüfen, wenn Sie krank sind.

Können Ketonkörper auch bei normalem oder niedrigem
Blutzuckerspiegel gebildet werden?

Ketone können auch dann auftreten, wenn der Blutzuckerspiegel normal oder niedrig ist. Diese Ketone werden als "Hungerketone" oder "Ernährungsketone" bezeichnet.

Bei Krankheit oder einer Ernährungsumstellung kann ein starker Rückgang der aufgenommenen Kohlenhydratmenge dazu führen, dass der Körper Fett als Energiequelle nutzt, da nicht genügend Kohlenhydrate für die Fettverbrennung vorhanden sind. Der Blutzuckerspiegel kann normal oder sogar niedrig bleiben, aber Ihr Körper kann Ketonkörper produzieren.

Kapitel 2: Arten des intermittierenden Fastens und wie man sich auf jede einzelne vorbereitet

Ich habe Ihnen zwar schon von den Fastenarten erzählt, aber nur kurz, indem ich nur ihre Namen und ihre Ernährungs- und Fastenzeiten genannt habe. Hier nun eine ausführlichere Darstellung.

Arten des intermittierenden Fastens

Um ein gesundes Gewicht zu halten, ist eine ausgewogene Ernährung in der Regel das Wichtigste.

Fasten ist nicht für jeden notwendig; manche halten es für unerträglich und andere für wirkungslos. Der Gewichtsverlust ist nie für alle gleich und kann bei manchen Menschen dauerhaft sein, bei anderen jedoch nicht.

Sobald Sie sich entschieden haben, diesen Ernährungsstil auszuprobieren, müssen Sie herausfinden, wie Sie ihn in Ihr tägliches Leben integrieren können. Das bedeutet, dass Sie lernen müssen, mit Situationen wie Ausgehen, sportlichen Aktivitäten und langem Wachbleiben umzugehen.

Zeitlich begrenzte Ernährung (16/8- oder 14/10- Methode)

Wenn Sie diese Methode wählen, können Sie die Zeiträume, in denen Sie essen und fasten können, anpassen. Beispielsweise dürfen Sie nur in einem Zeitraum von 8 Stunden pro Tag essen und 16 Stunden lang fasten.

Viele Menschen fasten freiwillig während der Stunden, in denen sie eigentlich schlafen sollten. Dies ist in der Tat eine effektivere und sicherere Methode für Menschen, die mit dem intermittierenden Fasten beginnen. Sie ist auch praktisch ~~für die Teilnehmer~~, da sie nicht bedeutet, dass man vor der Mahlzeit am nächsten Tag essen muss, was das Leben einfacher macht.

Es gibt viele Variationen dieses Konzepts.

➢ Bei der 16/8-Methode dürfen Sie nur zwischen 10 Uhr und 18 Uhr essen.

➢ Die 10/14-Methode erlaubt es Ihnen, nur zwischen 9 und 19 Uhr zu essen.

Diese Methode können Sie mehrmals pro Woche, jeden Tag oder jeden zweiten Tag durchführen. Vielleicht entscheiden Sie sich sogar dafür, sie so oft zu machen, wie Sie möchten. Vor dem Fasten ist es wichtig, dass Sie den Großteil Ihrer Kalorien vor Sonnenuntergang zu sich nehmen. Es kann nämlich mehrere Tage dauern, bis Sie das ideale Zeitfenster zum Essen und Schlafen gefunden haben. Wenn Ihnen das schwerfällt, ist es besser, ein einfaches Zeitfenster zu wählen.

"Bevor Sie schlafen gehen, ist es notwendig, den Blutzuckerspiegel stabil zu halten, und zwar durch eine nährstoffarme und kalorienreiche Mahlzeit. Auf diese Weise können Funktionen, die Energie benötigen, kurz vor dem Einschlafen ausgeführt werden", erklärt der Experte.

Die zweiwöchentliche Methode (die 5:2-Methode)

Bei dieser Art des intermittierenden Fastens werden die Kalorien an zwei Tagen der Woche auf etwa 500 begrenzt.

An den anderen fünf Tagen können Sie weiterhin normal essen.

An Fastentagen sollten Sie zwei Mahlzeiten mit jeweils 300 und 200 Kalorien zu sich nehmen. Es ist wichtig, ballaststoffreiche Lebensmittel und Proteine in jede Mahlzeit einzubauen, damit Sie sich satt fühlen und Ihre Kalorienzufuhr innerhalb eines bestimmten Bereichs bleibt. Sie können beliebige Fastentage wählen, solange dazwischen ein Tag liegt, an dem Sie nicht fasten. Außerhalb dieser Tage sollten Sie die gleiche Menge an Nahrung zu sich nehmen wie sonst auch.

Sie haben also fünf Tage mit normaler Ernährung und zwei nicht aufeinander folgende Tage mit reduzierter Kalorienzufuhr. Eine Woche mit der 5.2-Diät könnte z. B. so aussehen:

- ✓ Der **Montag** ist ein Halbfasten-Tag mit einer empfohlenen Zufuhr von 500 Kalorien für Frauen und 600 Kalorien für Männer.
- ✓ Am **Dienstag** müssen Frauen 2000 Kalorien und Männer 2500 Kalorien aufnehmen.
- ✓ Vermeiden Sie es, Mahlzeiten auszulassen, der **Mittwoch** ist ein normaler Tag.
- ✓ **Donnerstag** ist der zweite Tag des Halbfastenprogramms mit kalorienarmer Ernährung.
- ✓ Behalten Sie am **Freitag** Ihre gewohnten Essgewohnheiten bei.
- ✓ Behalten Sie am **Samstag** eine normale Ernährung bei.
- ✓ Essen Sie am **Sonntag** wie gewohnt.

Sie merken nicht, dass Sie jede Woche weniger Kalorien zu sich nehmen, weil Sie an fünf Tagen in der Woche noch normal essen können.

Außerdem sollten Sie sich nicht kontraproduktiv verhalten, wie z. B. ausgewogene Mahlzeiten zu sich zu nehmen, ohne auf Kohlenhydrate zu verzichten. Außerdem ist es wichtig, die Größe der Portionen im Auge zu behalten, die an den "normalen" Tagen verzehrt werden.

Es ist äußerst wichtig, während der Fastentage viel Wasser zu trinken, um hydratisiert zu bleiben und Giftstoffe aus dem Körper zu spülen. Es wird außerdem empfohlen, täglich 500 Kalorien zu sich zu nehmen, die Sie beliebig einteilen können. Sie sollten diese Menge jedoch nicht überschreiten, da die Diät sonst nicht funktioniert.

Bei der 5.2-Diät werden Sie in den ersten Wochen einen schnellen Gewichtsverlust Ihres Körpers feststellen. Allerdings wird sich der Gewichtsverlust mit der Zeit wahrscheinlich ändern. Aber geben Sie die Hoffnung nicht auf , selbst wenn Sie nur langsam Fortschritte machen, werden Sie trotzdem Gewicht verlieren und positive Ergebnisse erzielen.

Die Grundregeln der Ernährung 5.2

Es ist notwendig, die folgenden Regeln zu befolgen, um die besten Ergebnisse zu erzielen:

- Während der Fastentage besteht die erste Regel der 5.2-Diät darin, nicht mehr als 500 Kalorien pro Tag für Frauen und 600 Kalorien pro Tag für Männer zu sich zu nehmen.

- Es wird empfohlen, eiweißreiche Lebensmittel und Gemüse zu essen, da sie ein substanzielles Sättigungsgefühl vermitteln und den Körper effektiv nähren.

- Es ist notwendig, an jedem Fastentag mindestens 2 Liter Wasser zu trinken. Das ist wichtig, um Giftstoffe richtig auszuspülen und hydratisiert zu bleiben.
- Vermeiden Sie während des Fastens möglichst den Verzehr von zuckerhaltigen Lebensmitteln. Wenn Sie sich für Kohlenhydrate entscheiden, versuchen Sie, langsame Zucker zu essen, um Ballaststoffe einzubeziehen und den ganzen Tag über energiegeladen zu bleiben.

Experten empfehlen, nicht mehr als 2000 Kalorien pro Tag aufzunehmen, also die Kalorienmenge, die für "normale" Tage angegeben wird. Tatsächlich werden die meisten Tage nicht als "normal" betrachtet. Stattdessen berechnen wir, wie viele Kalorien Sie aufgrund Ihres Alters zu sich nehmen sollten.

Außerhalb der Fastentage können Sie alles essen, was Sie möchten. Es gilt aber als gesunde Gewohnheit, auf übermäßiges Essen oder große Mengen zu verzichten. Es ist nicht ratsam, der Versuchung eines Schokoriegels nachzugeben, aber wenn Sie ein dringendes Verlangen haben, ist es nicht verkehrt, dieses zu befriedigen. Um Ihnen dabei zu helfen, haben wir einige Tipps für eine ausgewogene Ernährung zusammengestellt.

Jede Woche müssen Personen, die die 5.2-Diät befolgen, zwei Tage lang auf das Essen verzichten. Dies hilft ihnen, schneller Gewicht zu verlieren. Hier sind einige Tipps, die Ihnen helfen werden, die besten Ergebnisse zu erzielen.

Während der Fastentage können Sie essen, was Sie wollen, solange Sie nicht mehr als 500 Kalorien pro Tag zu sich nehmen.

An Fastentagen können Sie nämlich alle Ihre Kalorien verbrauchen, selbst wenn Sie einen ganzen Hamburger essen. Denken Sie jedoch daran, dass Sie nach Erreichen der 500-Kalorien-Grenze nichts mehr essen dürfen.

An Fastentagen vermeidet man Hunger am besten, indem man die Kalorien gleichmäßig über den Tag verteilt. Wenn diese Personen so vorgehen, haben sie während des Fastens in der Regel keinen großen Hunger. Das bedeutet konkret, dass sie ihr Fasten für das Frühstück, Mittag- und Abendessen unterbrechen müssen.

Es wird empfohlen, während der Fastenzeit auf zuckerhaltige Lebensmittel zu verzichten, einschließlich Obst und Fruchtsäfte, da der in diesen Lebensmitteln enthaltene Zucker lässt den Blutzuckerspiegel ansteigen, was den Körper dazu anregt, mehr Zucker zu produzieren.

Wenn Sie Ihre Fastentage planen, berücksichtigen Sie die Tage, an denen Sie am aktivsten sind. Wenn Sie sich beschäftigt halten, werden Sie nicht das Gefühl haben, tagsüber zu fasten.

Es wird empfohlen, an den freien Tagen zu fasten, um das Hungergefühl zu reduzieren. Wir empfehlen Ihnen, Tee und Kräutertees zu trinken, um die Leere in Ihrem Magen zu füllen.

Die 5.2-Diät hat viele Vorteile

Einer der Hauptvorteile der 5.2-Diät ist, dass Sie alles essen können, auch alle Nahrungsmittel, die Ihnen schmecken, und trotzdem Gewicht verlieren. Sie müssen sich nicht schuldig fühlen, wenn Sie Ihre Lieblingsspeisen essen, wenn Sie dies an einem "normalen" Diättag tun.

Die 5.2-Diät reduziert schrittweise das Körperfett, ohne die allgemeine Gesundheit zu beeinträchtigen. Sie riskieren keinen Rebound-Effekt, da Sie jeden Tag die gleichen

Kalorien zu sich nehmen, wie bei einer kalorienarmen Diät. Der Trick besteht darin, dass Sie Ihre Ernährung nur an zwei Tagen pro Woche umstellen. Diese Tage werden als Fastentage bezeichnet.

Fasten senkt den Spiegel des Hormons IGF-1, was das Risiko von Krankheiten wie Diabetes, Alzheimer und Krebs senkt.

Die 5.2-Diät baut überschüssiges Fett auf natürliche und gesunde Weise ab. Im Laufe der Zeit hilft dies Ihrem Körper, sich leichter von unnötigem Gewicht zu befreien und sich so problemlos zu halten. In den ersten Wochen der Diät werden Sie aufgrund der verbesserten Stoffwechselprozesse einen beeindruckenden Gewichtsverlust feststellen. Nach dieser Anfangsphase kann es länger dauern, bis Sie Gewicht verlieren und ähnliche Ergebnisse erzielen.

Nachteile

Einer der größten Nachteile des intermittierenden Fastens 5.2 ist, dass sich viele Anwendung dieser Methode ungesunde Essgewohnheiten aneignen. Um dem entgegenzuwirken, sollten Sie eine der Grundregeln der 5.2-Diät befolgen: Ernähren Sie sich an den Tagen, an denen Sie nicht fasten, ausgewogen.

An Fastentagen können Menschen Müdigkeit, schlechte Laune oder Schläfrigkeit verspüren, weil ihnen schlichtweg die Energie fehlt.

Zu den möglichen Nebenwirkungen gehören Rückenschmerzen, Mundgeruch, Verstopfung und Tagesschläfrigkeit. Außerdem kann diese Diät zu erhöhter Müdigkeit und Schläfrigkeit führen.

Obwohl die Studien, die die gesundheitlichen Vorteile des Fastens belegen, hypothetisch bleiben, wurden sie mit legitimen akademischen Mitteln durchgeführt. Das bedeutet, dass sie nicht durch eine wissenschaftliche Studie widerlegt wurden.

Jeden zweiten Tag fasten

Beschränken Sie an Fastentagen die Kalorien auf 500. Wenn Sie dies alle zwei Tage tun, können Sie Ihre Essgewohnheiten ändern. Behalten Sie auch an den Tagen, an denen Sie nicht fasten, eine gesunde Ernährung bei. Außerdem folgen einige Anhänger einer Variante, bei der die Kalorienzufuhr an jedem zweiten Tag auf null reduziert wird.

Interessanterweise ergab eine Studie, dass Personen, die sechs Monate lang regelmäßig diese Art des Fastens durchführten, nach sechsmonatigem Absetzen der Diät hohe Werte des schlechten Cholesterins (LDL) aufwiesen.

Sie können unbegrenzte Mengen Wasser und kalorienfreie Getränke wie ungesüßten und ungesüßten Tee oder Kaffee trinken. Außerdem dürfen Sie an Tagen mit Kalorienbeschränkung alle alkoholischen Getränke konsumieren, die Sie möchten.

Es wurde beobachtet, dass die erzielten Ergebnisse beim Gewichtsverlust nicht von der Menge der verzehrten Kalorien abhängen. Einige schlagen vor, den ganzen Tag über Kalorien zu sich zu nehmen, während andere empfehlen, sich auf das Mittag- oder Abendessen zu konzentrieren.

Wie viel Gewicht können Sie verlieren, wenn Sie jeden zweiten Tag fasten?

Studien haben bewiesen, dass das alternierende Fasten innerhalb von 8 bis 12 Wochen zu einer Gewichtsreduktion führt.

Wenn Sie jeden Tag eine bestimmte Zeit lang fasten, führt dies über einen Zeitraum von drei Monaten zu einem Gewichtsverlust von etwa 4 bis 6 kg. Wer hingegen nur jeden zweiten Tag nach einem bestimmten Essensplan fastet, wird im selben Zeitraum einen Gewichtsverlust von 1 bis 2 kg verzeichnen.

Raffinierte Kohlenhydrate können den Gewichtsverlust verlangsamen. Menschen, die alle zwei Tage fasten, verlieren 15 % mehr Gewicht als wenn sie nicht fasten. Das haben Forscher herausgefunden, indem sie die Gewichtsverlustergebnisse der einzelnen Methoden verglichen. Raffinierte Kohlenhydrate werden im Körper schnell in Zucker umgewandelt, was dazu führt, dass die Glukosespeicher aufgefüllt werden, wodurch sich die Zeit, in der Sie sich satt fühlen, verkürzt.

Gesundheitsrisiken im Zusammenhang mit dem alternierenden Fasten

Diese Ernährungsprogramme bieten über die Gewichtskontrolle hinaus erhebliche Vorteile für die allgemeine Gesundheit. Es ist wichtig zu beachten, dass sie nicht für alle Menschen empfehlenswert sind.

Personen, die an bestimmten Krankheiten leiden, sollten Fastenprogramme vermeiden. Außerdem sollten Kinder, Schwangere und Menschen mit Diabetes oder einem zu niedrigen Body-Mass-Index diese Art von Diät nicht durchführen.

The National Center for Weight and Wellness in Washington erklärt, dass das Fasten an jedem zweiten Tag negative Nebenwirkungen auf den Körper haben kann, wie z. B. Ohnmachtsanfälle, Migräne, Müdigkeit und Dehydrierung.

Diese Komplikationen werden häufig bei längeren Fastenmethoden, insbesondere beim alternierenden Fasten, berichtet. Diese sind häufiger und schwerer in der Ernährungsphase nach einer Fastenperiode.

Vor jedem Fastenprogramm sollten Sie einen Angehörigen der Gesundheitsberufe oder einen Ernährungsberater konsultieren.

24-Stunden-Fasten

Um ein wöchentliches oder zweiwöchentliches Fasten richtig durchzuführen, muss man 24 Stunden ohne Essen und Trinken auskommen. Es ist üblich, vom Frühstück bis zum Frühstück oder vom Mittagessen bis zum Mittagessen zu fasten. Diese Version kann zu schweren Nebenwirkungen wie Müdigkeit, Hunger, Stimmungsschwankungen und Energieverlust führen.

An den Tagen, an denen Sie nicht fasten, sollten Sie wieder normal essen.

Gibt es Risiken?

Fasten kann für manche Menschen gefährlich sein, insbesondere für Kinder, ältere Menschen, chronisch Kranke oder schwangere Frauen. Nach Taylor können Diäten, die auf vollständigem Fasten basieren, für

Menschen, die anfällig für Essstörungen sind, gefährlich sein, da sie Essanfälle und Hyperphagie auslösen können. Intervallfasten hingegen gilt als sicherer, da es die gleiche Wirkung hat, sich aber über kürzere Zeiträume erstreckt.

Wenn man die Vor- und Nachteile dieser Art von Diät abwägt, muss man einige Nebenwirkungen berücksichtigen. Zu diesen Symptomen gehören Energieverlust, erhöhte Temperaturempfindlichkeit, gesteigertes Hungergefühl und schlechte sportliche oder berufliche Leistungen.

Ihr Arzt ist Ihr bester Fachberater, wenn es darum geht, eine Entscheidung über Ihre Gesundheit zu treffen. Er kennt Ihre spezifischen Gesundheitsprobleme und kann Ihnen Informationen über die eine oder andere Fastenoption geben.

Ernährung für jede Art des Fastens

Sie müssen sorgfältig darauf achten, welche Nahrungsmittel Sie zu sich nehmen, wenn Sie die Mahlzeiten planen und auf das Essen verzichten. Entscheidend ist, welche Nahrungsmittel Sie in den Stunden der Einschränkung zu sich nehmen.

Ich werde daher zunächst darauf eingehen, welche Nahrungsmittel und Getränke während des Fastens akzeptabel sind.

Ich werde daher zunächst auf die Speisen und Getränke eingehen, die während des Fastens durchaus erlaubt sind.

Erlaubte Nahrungsmittel während des Fastens

Während der Fastenzeiten dürfen Sie nichts essen; Sie dürfen nur Tee oder Kaffee ohne Zucker oder Süßstoff trinken. Was die Zeit zwischen den Fastenzeiten betrifft, gibt es keine speziellen Nahrungsmittel, die als verboten gelten.

Der Verzehr der empfohlenen Nahrungsmittel ist eine Möglichkeit, ein längeres Fasten effektiv zu Ende zu führen. Eine gesunde Ernährung mit nährstoffreichen Lebensmitteln kann Ihnen helfen, den Nutzen zu maximieren.

Hier ist eine Liste von Lebensmitteln, die Sie in Ihre tägliche Routine aufnehmen können:

- Gute Proteine wie fettarmes Fleisch, Fisch, Huhn, Schwein, Tofu und Milch.
- Obst in allen Formen, Größen, Farben und Sorten. Zum Beispiel: Äpfel, Aprikosen, Blaubeeren, Brombeeren, Erdbeeren, Kirschen, Birnen, Wassermelonen, Melonen, Pflaumen und Orangen.
- Alle Gemüsesorten werden für ein gesundes Leben benötigt, darunter Tomaten, Brokkoli, Blumenkohl, Grünkohl, Spinat, Rosenkohl, grüne Bohnen, Kohl und Karotten.
- Alternativen zu Kohlenhydraten sind Müsli, Popcorn, Kartoffeln, Süßkartoffeln und Reis. Weitere Optionen sind Haferflocken, Quinoa und Vollkornnudeln.
- Gesunde Fette stammen aus Fisch wie Sardinen und Lachs, Nüssen, Eiern und Avocados. Man kann sie auch durch Butter, Öl oder Samen ersetzen.

Was sind die besten Lebensmittel, um das intervallfasten zu brechen?

Ich empfehle oft alternative Nahrungsmittel zum Fastenbrechen, z. B. Keto Butter Coffee, einen Kaffee aus Butter und Kokosöl.

Alle natürlichen Lebensmittel in Ihren Speiseplan einzubauen, hilft Ihnen, Ihr Energieniveau während des Fastens aufrechtzuerhalten. Dies hilft dem Körper, die Nährstoffe aus den Lebensmitteln besser aufzunehmen.

Das Fasten mit mageren Proteinen brechen

Ich entscheide mich dafür, mein Fasten mit einer Vielzahl von Fleischsorten zu beenden, darunter Rindfleisch, Truthahn, Schweinefleisch, Meeresfrüchte, Eier und Hühnchen.

Ich kann kleine Kuchen, die ich bereits im Voraus gebacken habe, aufwärmen und sie als erste Mahlzeit essen.

Das Fasten mit gesunden Fetten brechen

Fette sind eine gesunde Möglichkeit, das Fasten zu brechen, ebenso wie Nüsse und Samen. Andere Möglichkeiten sind Avocados, Olivenöl und Kaffee.

Essen Sie alle Gemüsesorten, auf die Sie Lust haben

Es ist üblich, das Fasten mit Gemüse zu brechen, z. B. einem großen Teller mit Ihrem Lieblingsgemüse.

Sie können einen grünen Smoothie oder einen Blaubeer-Smoothie zubereiten, wenn Sie keine Zeit haben, eine Mahlzeit zuzubereiten. Beide enthalten viele Vitamine und sind reich an Nährstoffen.

Essen Sie eine Obstportion

Obst ist eine leckere Möglichkeit, Vitamine und Mineralstoffe zu erhalten. Bereits eine Portion reicht aus, um den Blutzuckerspiegel zu halten.

Dosenobst und Fruchtsäfte enthalten dagegen hohe Mengen an Zucker, was Sie vermeiden sollten.

Komplexe Kohlenhydrate essen

Mir schmecken viele Vollkornprodukte wie Reis, Hafer und Süßkartoffeln, aber auch weiße Kartoffeln, Quinoa und andere alternative Getreidesorten.Es ist ratsam, zuckerreiche Lebensmittel zu vermeiden, wenn Sie auf nüchternen Magen essen. Bevorzugen Sie stattdessen Proteine und gesunde Fettquellen. Dies können Sie erreichen, indem Sie das Getreide durch hartgekochte Eier oder ein Omelett ersetzen.

Intervallfasten und Fettleber

Durch das Fasten kann die Leber aufgrund der Regelmäßigkeit, die sie dadurch erfährt, die Entwicklung einer Fettleber verhindern. Außerdem kann es einer Zirrhose vorbeugen.

Wichtig zu wissen ist, dass die Lebersteatose, auch Fettleberkrankheit genannt, die Ursache aller chronischen Lebererkrankungen ist. Durch regelmäßiges Fasten sinkt der Lebersteatose-Index, kurz FLI, und damit das Risiko, eine nichtalkoholische Leberfunktionsstörung zu entwickeln. Typ-2-Diabetes, Überernährung und mangelnde Aktivität können diese Störungen verursachen.

Eine prospektive Beobachtungsstudie, die in der Oktoberausgabe 2015 von Nutrients veröffentlicht wurde, untersuchte die Auswirkungen des Fastens auf den Leberindex. Sie wurde an 697 Teilnehmern der Klinik Buchinger Wilhelmi, die am Bodensee liegt, durchgeführt. Die Klinik führte eine FLI-Analyse durch, um den Leberfettindex der Probanden zu messen. Die Ergebnisse zeigten, dass 264 Personen einen FLI ≥ 60 hatten, was auf eine Fettleber hindeutet; und 160 Personen hatten einen FLI an der Grenze zur Pathologie. 38 Typ-2-Diabetiker wurden zusammen mit Patienten der Buchinger Wilhelmi Klinik einem Fastenversuch unterzogen.

Gemäß den Ergebnissen dieser Studie zeigen, dass periodisches Fasten den FLI signifikant um 14,02 Punkte oder mehr senkt, wobei die größten Vorteile bei Diabetikern zu beobachten sind. In der Gruppe, die fastete, sank der FLI um 19,15 Punkte, während fast die Hälfte der Mitglieder der Hochrisikogruppe in eine niedrigere Risikokategorie fiel.

Alle Patienten wiesen einen deutlichen Gewichtsverlust von mindestens 4,37 ± 2,42 kg und eine Verringerung des Bauchumfangs um 5,39 ± 3,27 cm auf. Darüber hinaus sanken die Blutzucker- und HbA1c-Werte sowie die Leberenzyme und Blutfette.

Nach einem erheblichen Gewichtsverlust und einer deutlichen Verringerung der Magengröße verbesserte sich der Zustand der Diabetespatienten.

Das Fasten half auch Menschen mit hohen FLI-Werten, hohem Cholesterin und GOT, einem wichtigen Leberenzym.

Längeres Fasten erhöhte die Wahrscheinlichkeit, die Risikokategorie zu verringern, um 40 %. Ein mathematisches Modell untermauerte diese Behauptung.

Regelmäßiges Fasten hat mehrere Vorteile. Erstens kann es bei Diabetikern und Nicht-Diabetikern die Fettleber reduzieren. Regelmäßiges Fasten hat auch eine präventive Wirkung, weshalb es im Buchinger-Wilhelmi-Programm eingeführt wurde. Im Rahmen dieses Programms wird diese Art der Ernährung angeboten, bei der täglich Brühe und Bio-Fruchtsäfte getrunken werden. Diese Diäten ermöglichen es den Patienten, ruhig und konzentriert zu bleiben, während sie regelmäßig von Gesundheitsfachkräften betreut werden.

Warum ist die Leber wichtig?

Nichts Neues in dieser Hinsicht, die langfristigen Auswirkungen einer schlechten Ernährung sind ein Thema, das uns zunehmend interessiert. Die Fettleber ist ein wichtiges Thema, das in dieser Studie angesprochen wird. Die Leber ist das größte Organ des Verdauungstrakts, das für lebenswichtige Funktionen wie Verdauung, Ausscheidung und Regulierung der Körpertemperatur zuständig ist.

Sie führt verschiedene Entgiftungsprozesse durch, die Giftstoffe aus dem Körper entfernen, z. B. Ammoniak aus Abfallprodukten, die bei den normalen Körperfunktionen entstehen. Sie kann auch Giftstoffe behandeln, die wir durch Alkohol zu uns nehmen.

Ihre Funktion besteht darin, einen Vorrat an den Vitaminen A, D, E und K sowie an Glykogen anzulegen. Außerdem ist es in der Lage, Energie in Form von Kohlenhydraten zu speichern.

Sie fördert den Stoffwechsel von Proteinen, Fetten und Kohlenhydraten durch die Sekretion von Gallenflüssigkeit.

Sie verhindert außerdem den Blutverlust durch einen Gerinnungsprozess.

Dies sind nur einige Beispiele für die wichtigsten Funktionen der Leber, aber die Wahrheit ist, dass sie noch viel mehr Funktionen ausübt und daher eine gute Gesundheit erfordert.

Intervallfasten und Fettleber

Wenn Sie die ungesunden Lebensmittel und den Alkohol von Ihrem Speiseplan streichen, kann die Fettleber wirksam behandelt werden. Dadurch tragen Sie dazu bei, anderen langfristigen Gesundheitsproblemen vorzubeugen.

Fasten ist ein wirksames Mittel zur Behandlung von Leberschäden. Hierfür ist ein gut etabliertes System erforderlich.

Fasten hat viele positive Auswirkungen, darunter auch Gewichtsverlust, der eintritt, wenn man weniger Kalorien zu sich nimmt, als man verbrennt. Zu den weiteren Vorteilen gehört die Verbesserung der Lebergesundheit, wenn das Fasten mit einer gesunden Ernährung und regelmäßiger körperlicher Betätigung kombiniert wird.

Abnormales Leberfett liegt vor, wenn es einen BMI-Verlust von 5 % oder mehr sowie einen Gewichtsverlust von mindestens 7 % erfordert. Ab einem Gewichtsverlust von 10 % kommt es zu einem Rückgang der Leberentzündung und zu einer Verringerung der Fibrose. Wenn der BMI auf 4 %, 3 %, 2 % oder 1 % sinkt, kommt es zu einer deutlichen Verringerung der Fettleber, der Entzündung und der Fibrose.

Eine Studie aus dem Jahr 2020 kam zu dem Schluss, dass die nichtalkoholische Fettleber (NASH) häufig das

Ergebnis eines metabolischen Syndroms und seiner Begleiterkrankungen ist. Dazu gehören Insulinresistenz und Fettleibigkeit.

Da es keine zugelassenen Medikamente gibt, die die Fettleber heilen können, konzentriert sich die Behandlung auf die Änderung der Lebensgewohnheiten und die Verringerung der Risikofaktoren. Dies bedeutet insbesondere Änderungen in der Ernährung und körperliche Aktivität.

Theoretisch kann Fasten dazu beitragen, die Entwicklung eines metabolischen Syndroms zu verhindern und die Insulinresistenz zu kontrollieren oder sogar zu beseitigen.

Der Schlüssel zur Speicherung von Fett und zum Abbau von Fett ist Insulin. Eine zu geringe Menge dieses Hormons erzeugt eine Tendenz zur Fettoxidation statt zum Fettaufbau.

Fasten ist ein wesentliches Element bei der Bewältigung von überschüssigem viszeralem Fett. Es hilft den Menschen auch, ihren Stoffwechsel so anzupassen, dass sie Fett als Energiequelle nutzen können.

Es wurde nachgewiesen, dass die Darmmikrobiota, oxidativer Stress und mitochondriale Schädigungen mit der Entwicklung von NASH in Zusammenhang stehen.

Eine gesunde Mikrobiota spielt eine wesentliche Rolle bei der Aufrechterhaltung der Gesundheit. Wie bereits erwähnt, verbessert das Fasten die Gesundheit Ihrer Mikrobiota. Dieser Vorteil umfasst auch die Autophagie, die Regulierung des Cholesterinspiegels und die Verringerung des Risikos für andere Krankheiten, die mit einer Fettleber zusammenhängen.

Ungesunde Essgewohnheiten sollten verbannt und der Alkoholkonsum eliminiert werden. Außerdem sollte man Fruktose meiden und den Zuckerkonsum reduzieren. Es ist wichtig, Mehl sowie kohlensäurehaltige Getränke und andere Fruchtsäfte zu meiden.

Zu den gesunden Lebensmitteln gehören Blaubeeren, grünes Blattgemüse wie Spinat und Kopfsalat, Brokkoli, Avocados und Lachs. Bevorzugen Sie außerdem Lebensmittel, die reich an Omega-3-Fettsäuren sind, wie fetter Fisch und Sardinen. Schließlich sollten Sie wissen, dass die Leber besonders die Vitamine C und D, Zink, grünen Tee und Grapefruit schätzt.

Kapitel 3: Vorbereitung auf den Beginn des Fastens

Da Sie nun alle Informationen haben, ist es an der Zeit zu handeln. Ich werde Sie daher auf das Nahrungsfasten vorbereiten.

Nahrungsmittel, denen Sie zuerst essen sollten

Sobald Sie die richtigen Zeiten zum Essen verstanden haben, stellen Sie sich vielleicht die Frage, welche Lebensmittel Sie während der Ernährungsphasen essen können.

Bei den meisten Methoden des intermittierenden Fastens kommt es zu einem unfreiwilligen Verlust bestimmter Makronährstoffe (wie Proteine oder gesunde Fette) oder Mikronährstoffe (wie die Vitamine A, B, C, D, Zink oder Elektrolyte).

Es ist sehr wichtig, darauf zu achten, dass Sie gut essen, da dies nicht der richtige Moment ist, um weniger Kalorien zu sich zu nehmen. Dies sind die wichtigsten Nahrungsmittel, die Sie während der Ernährungsphase zu sich nehmen sollten.

Proteine

Proteine sind für die allgemeine Gesundheit, die Immunität und die Aufrechterhaltung der Muskelmasse von größter Bedeutung. Muskeln sind wichtig, um den Blutzuckerspiegel auszugleichen und Ihren Stoffwechsel aufrechtzuerhalten. Muskelschwäche kann verschiedene

Ursachen haben, z. B. Gewichtszunahme, erhöhte Blutzuckerwerte und Kraftverlust.

Vergessen Sie nicht, Lebensmittel wie Naturjoghurt, Kefir, Molke oder Quark in Ihre Ernährung aufzunehmen, da sie reich an Probiotika sind, die ein gesundes Darmmikrobiom fördern.

Hier sind einige Lebensmittel, die hervorragende Proteinquellen sind:

- Schweinekotelett
- Entrecôte vom Rind
- Ei
- Natur-Kefir
- Hülsenfrüchte
- Hähnchenschenkel
- Nüsse und Samen
- Erbsenproteinpulver (ohne Zuckerzusatz)
- Molkenproteinpulver (ohne Zuckerzusatz)
- Weißer Käse
- Lachs
- Naturjoghurt

Wenn Sie in Ihre Ernährung spezielle Aminosäuren wie L-Glutamin oder verzweigtkettige Aminosäuren (BCAA) aufnehmen, können Sie große Vorteile erzielen.

Gesunde Fette

Der Verzehr von gesunden Fetten ist für eine gute Gesundheit unerlässlich. Viele Menschen haben Angst vor Fetten, obwohl das nicht der Fall sein sollte. Gesunde Fette sind wichtig für die Zellgesundheit, die Energieversorgung, die Hormonausschüttung, die thermische Prozesse im

Körper und den Schutz der Organe. Die Zugabe von Fett zu Ihrer Ernährung ist auch notwendig, um fettlösliche Nährstoffe wie Vitamin D, Vitamin E, Multivitamin-Nahrungsergänzungsmittel und sogar Kräuter und Gewürze wie Kurkuma oder Rosmarin zu verstoffwechseln. Diese Vitamine benötigen Fette und sind daher wasserunlöslich. Hier sind die wichtigsten Quellen für gesunde Fette :

- Avocado-Öl
- Kokosnussöl
- Olivenöl
- Mittelkettiges Triglyceridöl (MCT)
- Olive
- Avocado
- Geklärte Butter
- Walnüsse und Nussbutter
- Chia-Samen
- Leinsamen

Fisch und Meeresfrüchte

Alle Arten von Meeresfrüchten eignen sich hervorragend als Beilage zum intermittierenden Fasten. Einige Fische, wie Wildlachs oder Sardinen, sind nicht nur reich an Proteinen, sondern auch an Omega-3-Fetten, die für eine optimale Gesundheit und zur Verringerung von Zellentzündungen benötigt werden. DHA und EPA sind essentielle Fette aus der Familie der Omega-3-Fettsäuren, die über die Nahrung aufgenommen werden. Leider weisen viele Menschen aufgrund des intermittierenden Fastens einen Mangel an Omega-3-Fettsäuren auf. Daher sind Nahrungsergänzungsmittel eine gute Alternative, um diesen Mangel zu beheben.

Folgende Fische und Meeresfrüchte sind für ein gesundes Intervallfasten notwendig:

- Sardellen
- Makrele
- Garnele
- Krabbe
- Hummer
- Marinierte Muscheln
- Auster
- Wilder Lachs
- Sardine
- Regenbogenforelle

Gemüse

Vergessen Sie nicht, wie wichtig Gemüse für eine optimale Gesundheit ist und dass es eine gute Strategie ist, es während des intermittierenden Fastens in Ihre Ernährung aufzunehmen. Gemüse wirkt auch als Präbiotikum: Ballaststoffe, die das Wachstum nützlicher Darmbakterien fördern. Sie tragen also zu einem gesünderen Darm, einem schlankeren Körper und einer optimalen Gesundheit bei.

Im Folgenden finden Sie eine Liste mit nahrhaften Gemüsesorten, die Sie während des intermittierenden Fastens essen sollten:

- Mangold
- Meeresalgen
- Rucola
- Brokkoli
- Sellerie
- Rosenkohl

- Blumenkohl
- Spargel
- Spinat
- Kohl

Früchte

Während des intermittierenden Fastens kann Obst eine gute Quelle für nährstoffreiche Lebensmittel sein. Es ist jedoch wichtig, Obst mit einem niedrigen oder mäßigen Zuckergehalt zu wählen, da zu viel Zucker (Fruktose) im Obst zu gesundheitlichen Problemen führen und viele der Vorteile des Fastens zunichte machen kann.

Die besten Früchte für das intervallfasten sind die folgenden:

- Avocado
- Himbeere
- Fräser
- Kiwi
- Gelbe oder grüne Zitrone
- Apfel
- Brombeere
- Tomate
- Grapefruit

Vollkorngetreide

Vollkorngetreide stellt eine eigene Art von Nahrungsmittel dar, die bei vielen Menschen nicht zu einer erhöhten Zuckerrückgabe im Blut, Entzündungen oder Darmbeschwerden führt, bei anderen jedoch das Gegenteil bewirkt. Wenn Sie zu den Menschen gehören, die Getreide aufgrund der darin enthaltenen Lektine oder des Glutens

67

nicht vertragen, streichen Sie es von Ihrer Einkaufsliste. Denken Sie daran, alle raffinierten Lebensmittel zu meiden, auch Getreide wie Weißmehl.

Hier sind einige gesunde Vollkorngetreidearten, die das Intervallfasten optimieren:

- Schwarzer Reis bio
- Bio-Wildreis (der eigentlich ein Samen ist)
- Brauner Reis bio
- Bio-Hafer
- Bio-Hirse
- Bio-Quinoa

Getreide und Hülsenfrüchte

Getreide und Hülsenfrüchte sind eine ausgezeichnete Wahl für das intervallfasten. Je häufiger Sie sie verzehren, desto effektiver sind sie.

Sie enthalten Ballaststoffe, Antioxidantien, Proteine, B-Vitamine und andere Vitamine und Mineralstoffe. Außerdem tragen sie dazu bei, den Blutzuckerspiegel auszugleichen, Hunger und Heißhunger zu reduzieren (ideal für Intervallfasten), den LDL-Cholesterinspiegel zu senken und die Darmgesundheit zu verbessern, was für die allgemeine Gesundheit von entscheidender Bedeutung ist.

Unter den Getreidesorten und Hülsenfrüchten sind die folgenden am nährstoffreichsten:

- Schwarze Bohnen
- Weiße Bohnen
- Rote Bohnen
- Grüne Bohnen
- Kichererbsen
- Linsen

68

Kräuter und Gewürze

Kräuter und Gewürze haben eine starke entzündungshemmende Wirkung und sind außerdem lecker. Dank diesen können die Ergebnisse des intermittierenden Fastens optimiert werden.

Sie sollten daher alle Ihre Mahlzeiten mit Kräutern und Gewürzen würzen.

Die wichtigsten Kräuter und Gewürze sind folgende:

- Zimt
- Gewürznelken
- Kurkuma
- Ingwer
- Rosmarin
- Salbei
- Thymian

Getränke

Es ist wichtig, daran zu denken, dass alles, was Kalorien enthält, das Fasten bricht, z. B. kohlensäurehaltige Getränke, Fruchtsäfte, Kaffee oder Tee mit Milch, Sahne oder Süßstoffen.

Sie können also Wasser und Kaffee oder Tee trinken, aber ohne Zucker, Süßstoff, Milch oder Sahne. Tatsächlich können Kaffee und Tee (vor allem grüner Tee) dazu beitragen, die Vorteile des intermittierenden Fastens zu verstärken...

Die besten Getränke, um das intervallfasten zu optimieren, sind die folgenden:

- Wasser
- Sprudelndes Wasser
- Schwarzer Kaffee

- Grüner Tee
- Alle Tees, einschließlich Kräutertees

Die Ergebnisse zeigen, dass Intervallfasten eine einfache und ungefährliche Art ist, sich zu ernähren. Am Anfang mag es entmutigend erscheinen, nichts zu essen, aber wenn Sie erst einmal damit angefangen haben, ist es tatsächlich ein kraftvoller und einfacher Weg, Ihre allgemeine Gesundheit, Ihr Gewicht, Ihr Gehirn und Ihre Darmgesundheit zu verbessern. Es ist auch wichtig zu beachten, dass das Fasten die Art und Weise beeinflusst, wie der Körper bestimmte Vitamine und Medikamente aufnimmt, daher sollten Sie Ihre Medikamente immer mit Nahrung einnehmen.

Da die alten Römer das Intervallfasten benutzten, um fit, stark und gesund zu bleiben, warum sollten Sie es dann nicht auch tun?

Umgang mit emotionalem Hunger

Manchmal kann das Essen eine gewisse negative Konnotation haben. Wir denken, dass wir trotz unserer Angst vor dem Essen hungrig sind, und das Ergebnis ist oft übertrieben. Unser Verstand lenkt uns meist auf eine bestimmte Art von Nahrungsmitteln, von denen wir glauben, dass sie viele Kohlenhydrate enthalten. Wir haben das Gefühl, dass wir dieses bestimmte Nahrungsmittel brauchen, aber ist unser emotionaler Hunger gerechtfertigt oder ist er Ausdruck eines Bedürfnisses? Um den emotionalen Hunger zu verstehen, müssen wir ihn vom echten Hunger unterscheiden.

Was ist emotionaler Hunger?

Emotionaler Hunger zeichnet sich durch den Wunsch aus, große Mengen an Nahrung zu sich zu nehmen.

Dieser Wunsch wird durch einen emotionalen Zustand motiviert, unabhängig von tatsächlichem Hunger oder einem Mangel an Nahrung. Wenn unsere Essgewohnheiten durch negative Emotionen motiviert sind, erfüllen wir keine biologischen oder physiologischen Bedürfnisse. Emotionaler Hunger tritt also auf, wenn wir uns von unseren Emotionen leiten lassen und nicht von unseren vitalen Bedürfnissen.

Essen, um Stress abzubauen, ist eine Illusion. Tatsächlich nimmt Ihr Körper von Natur aus einen gefräßigen Appetit an, unabhängig von Ihrem Stresspegel. Das Stresshormon Cortisol sorgt für ein Verlangen nach Kohlenhydraten. Ihr Körper erwartet, dass er sich besser fühlt, nachdem er das Cortisol durch Essen abgebaut hat.

Wenn wir wirklich hungrig sind, suchen wir reflexartig nach Lebensmitteln, die Proteine und Gemüse enthalten. Wir kennen dieses Gefühl und können es allein durch einen Blick auf die Uhr erkennen. Emotionaler Hunger hingegen kann jederzeit auftreten und macht Lust auf Süßigkeiten.

Was sind die Unterschiede zwischen emotionalem Hunger und echtem Hunger?

Nahrung ist die funktionale Lösung für unsere Bedürfnisse und Wünsche. Wie bereits erwähnt, lassen sich diese Bedürfnisse in zwei verschiedene Kategorien einteilen. Manche Menschen weisen jedoch häufig zusätzliche Merkmale auf, die ihre Kategorien unterteilen.

➢ Emotionaler Hunger tritt plötzlich und ohne Vorwarnung auf.

➢ Echter Hunger tritt in regelmäßigen Abständen auf, wenn der Magen leer ist, was in der Regel mit den üblichen Essenszeiten übereinstimmt.

Gebäck befriedigt durch seinen spezifischen Geschmack den emotionalen Hunger.

Wenn Sie ein echtes Hungergefühl verspüren, können Sie mehrere Optionen in Betracht ziehen und die gesündesten auswählen.

Bevor eine Person ein intensives emotionales Bedürfnis verspürt, durchläuft sie eine Wahrnehmungsänderung, eine Veränderung der Umstände oder eine schwierige Zeit.

Die Erregung geht nicht mit einem echten Hungergefühl einher.

Wenn Sie wirklich hungrig sind, braucht Ihr Körper etwas, das ihm fehlt.

Wie kann ich feststellen, ob mein Hunger emotional bedingt ist?

Sie müssen sich nur fragen, warum Sie essen, wenn Sie gerade am Tisch sitzen. Das ist sehr wichtig, denn wenn Sie aus den falschen Gründen essen, entsteht eine ungesunde Beziehung zum Essen, die zu Essstörungen führen kann, die sehr gefährlich für Ihre Gesundheit sind; stellen Sie sich diese Überlegungen vor, wenn Sie hungrig sind.

Emotionaler Hunger tritt auf, wenn ich an bestimmte Nahrungsmittel denke, die ich brauche, um meine emotionalen Bedürfnisse zu befriedigen. Wenn ich ohne ersichtlichen Grund Lust auf verarbeitete Lebensmittel oder zuckerhaltige Lebensmittel habe, ist das ein Hinweis darauf, dass ich emotionalen Hunger habe.

Sie essen emotional, wenn Sie sich dafür entscheiden, etwas zu kaufen, ohne sich vorher die Zeit genommen zu haben, darüber nachzudenken. Sie können sich jedoch immer eine Bedenkzeit nehmen, während Sie auf Ihre Ankunft zu Hause warten. Stellen Sie sich folgende Fragen:

Nachdem ich Übungen gemacht habe, um meine Angst zu beruhigen, habe ich dann immer noch Hunger oder ist das Gefühl verschwunden?

Wann bin ich traurig und wann habe ich Hunger?

Essen sollte immer als notwendiger Bestandteil des Körpers betrachtet werden; es sollte nicht dazu verwendet werden, eine emotionale Leere vorübergehend zu füllen oder sich selbst zu verwöhnen. Essen sollte niemals als Belohnung oder Vergnügen betrachtet werden; es ist notwendig, damit der Körper funktioniert. Wir sind es, die unseren Geist darauf konditionieren, Essen auf diese Weise zu betrachten.

Was sind die Folgen von unkontrolliertem emotionalen Hunger?

- Anorexie
- Geringes Selbstwertgefühl
- Bulimie
- Depressionen, die von einem spezifischen Syndrom begleitet werden
- Bilder, die Angst auslösen
- Fettleibigkeit
- Stoffwechselstörungen

Die Ernährung spielt eine grundlegende Rolle in unserem Leben.

Wie kann ich emotionalen Hunger kontrollieren?

Es ist wichtig, dass Sie sich darüber im Klaren sind, dass es sich um eine kurze Zeitspanne handelt. Bemühen Sie sich daher, etwas zu finden, das Sie unterhält, während Sie auf die Essenszeit warten.

Tipps, die Ihnen helfen, mit dem Hunger umzugehen

Intervallfasten ist eine wirksame Methode, um Gewicht zu verlieren. Manche Menschen, die es ausprobieren, befürchten jedoch, dass sie verhungern könnten. Diese Tipps können Ihnen helfen, erfolgreich zu sein.

Personen, die mit dieser Ernährungsweise nicht vertraut sind, brauchen eventuell einen Überblick. Wie der Name schon sagt, werden dabei abwechselnd Zeiten des Essens und des Fastens eingelegt.

Dies geschieht in der Regel durch die Anwendung von ketogenen Diäten oder Methoden. Diese gelten aufgrund der damit verbundenen Risiken für manche Menschen als schwer auszuprobieren. Allerdings haben sich diese Diäten bei denjenigen, die sie ausprobieren, als wirksam bei der Gewichtsabnahme erwiesen. Die Menschen glauben oft, dass sie verhungern werden, wenn sie diese Techniken ausprobieren. Bevor Sie sie in die Praxis umsetzen, sollten Sie die Möglichkeit in Betracht ziehen, dass dies bei Ihnen der Fall sein könnte. Diese Tipps werden Ihnen helfen, das Fasten zu brechen und es auszuprobieren.

Verschiedene Diäten erfordern eine unterschiedliche Dauer des Fastens. Viele Menschen bevorzugen das 12-Stunden-Fastenprogramm, da es am einfachsten zu befolgen ist. Eine andere beliebte Art des Fastens ist das 16-Stunden-Fasten, bei dem die Mahlzeiten auf 8 Stunden pro Tag beschränkt werden, z. B. von 12 bis 20 Uhr.

Was kann man in den Stunden, in denen man nicht isst, tun, um Hunger zu vermeiden?

Kaffee oder Tee trinken

Kaffee kann Ihrem Körper helfen, energiegeladen zu bleiben, und er hilft, den Appetit zu zügeln. Er neigt außerdem dazu, dass Sie sich satt fühlen und hilft, Ihren Stoffwechsel zu beschleunigen. Das macht ihn zu einer ausgezeichneten Wahl für das Fasten.
Anstelle von Kaffee können Sie sich Tees mit hohem Teeingehalt besorgen. Die beliebtesten Tees sind roter, weißer und grüner Tee.

Kohlensäurehaltiges Wasser trinken

Während einer intermittierenden Fastendiät hilft Sprudelwasser dabei, den Magen und den Darm sauber zu halten. Außerdem trägt es dazu bei, den Wasserhaushalt des Körpers aufrechtzuerhalten, was bei dieser Art von Diät von entscheidender Bedeutung ist.

Unabhängig davon, ob es Wasser mit oder ohne Kohlensäure ist, trägt es dazu bei, das Sättigungsgefühl zu steigern und das Hungergefühl zu reduzieren. Es wird empfohlen, zwischen natürlichem und künstlichem Wasser mit Kohlensäure abzuwechseln.

Verzichten Sie nie auf Kohlenhydrate

Nach dem Fasten braucht unser Körper Kohlenhydrate, um den Zucker zu liefern, der uns gefehlt hat. Kohlenhydrate sind außerdem sättigend, d. h. sie zügeln unseren Appetit, sodass wir nicht hungern müssen. Außerdem ist zu beachten, dass jede kohlenhydratreiche Diät leicht an alle Lebensmittel angepasst werden kann. Kohlenhydrate sind nämlich für das reibungslose Funktionieren unseres Körpers unerlässlich. Sie versorgen unseren Körper mit der Energie, die er nach dem Fasten benötigt, und sorgen für Sättigung und Ernährung.

Auf nüchternen Magen sollten Sie einen Eiweiß-Kohlenhydrat- oder Eiweiß-Fett-Smoothie zu sich nehmen, nachdem Sie mindestens sechs Stunden lang nichts gegessen haben; dadurch werden die richtigen Insulinwerte wiederhergestellt und eine zu hohe Blutzuckeraufnahme vermieden. Einer der Ärzte, die in einem der beliebten Videos von Dr. Antonio Hernandez vorgestellt werden, empfiehlt zu diesem Zweck Eiweiß und Kohlenhydrate.

Für wichtige Nährstoffe liefern Fleisch, Eier, Pilze, Tofu und andere Hülsenfrüchte und Pflanzen Proteine. Nüsse liefern außerdem Ballaststoffe, sorgen für ein Sättigungsgefühl und sind ein hervorragender Treibstoff, bevor Sie sich in eine neue Fastenperiode stürzen.

Früchte können Ihre Verbündeten sein

Es ist wichtig, darauf zu achten, was wir während des intermittierenden Fastens essen. Es ist nämlich entscheidend, was wir während dieser Zeit essen, um nicht zu verhungern. Der Verzehr von Obst ist eine gesunde Ernährungswahl, da es reich an Vitaminen, Ballaststoffen und Wasser ist. Außerdem hilft diese Wahl, die Darmtätigkeit zu verbessern, da sie sättigende Ballaststoffe liefert, die zu einer gesunden Funktion des Verdauungssystems beitragen.

Wenn Sie zu stark hungern, vermeiden Sie das Fasten

Für die richtige Umsetzung dieser Diät ist es wichtig zu verstehen, dass sie nicht für jeden Menschen geeignet ist. Sie wird nicht für schwangere Frauen, Menschen mit Essstörungen oder Essangst empfohlen.
Wenn Sie Intervallfasten durchführen, aber ständig Hunger verspüren oder ständig nervös sind, sollten Sie es besser aufgeben. Andernfalls werden Sie, wenn es ans Essen geht, dazu neigen, sich von ungesunden Lebensmitteln verführen zu lassen. Experten sind nämlich der Meinung, dass uneinheitliche Essenszeiten dazu führen, dass Ihr Körper mehr Kalorien fordert, als er sollte. Sie erklären, dass man beim Fasten oder Essen nicht extrem sein sollte, sondern sich lieber an einen regelmäßigen Zeitplan halten sollte.

Wie kann man nach dem intermittierenden Fasten wieder mit dem Essen fortfahren?

Es wird empfohlen, ein Intervallfastenprogramm allmählich zu beenden. Dies ist notwendig, da es sich um ein äußerst strenges Verfahren handelt. Es wird sogar vorgeschlagen, noch vorsichtiger als sonst zu sein, bevor man das Fasten bricht.

Die ideale Methode besteht darin, Nahrungsmittel zu essen, die Ballaststoffe, Proteine und Fette enthalten. Fasten ist ein hervorragendes Instrument zur Gewichtsabnahme; die Ergebnisse werden jedoch erheblich geschmälert, wenn eine Person sich dafür entscheidet, das Fasten mit Nahrungsmitteln zu brechen, die sie nicht zu sich nehmen sollte. Eine gute Möglichkeit ist es, Fleisch, Fisch oder einen großen Salat zu essen.

Es ist wichtig, die langfristigen Veränderungen zu verstehen, die während eines längeren Fastens im Körper stattfinden. Dazu gehören Veränderungen des Blutdrucks, des Flüssigkeitshaushalts und des Herzrhythmus. Außerdem haben manche Menschen Schwierigkeiten, bestimmte Gemüsesorten zu verarbeiten, wenn sie mehrere Stunden lang fasten. Wichtig ist auch, dass Sie während der Nahrungskarenz kein rohes Fleisch, keine Eier und keine Milchprodukte essen. Manche Menschen vertragen auch keinen Alkohol. Es ist schwierig, das Fasten zu brechen, wenn Ihr Flüssigkeitshaushalt niedrig ist. Es ist ratsam, den Fettanteil in der Nahrung zu begrenzen, vor allem, wenn Sie das Fasten nach langer Zeit brechen. Die Verdauung von Fetten ist nämlich langsam und kann zu Verdauungsproblemen führen, wenn man eine Ernährungsperiode beginnt.

Gekochtes Gemüse sollte beim Fastenbrechen am besten vermieden werden. Dr. Bandera empfiehlt, wichtige Fette wie Avocadoöl, Kokosnussöl oder natives Olivenöl extra nicht wegzulassen. Geduld bei der Ernährung ist ebenfalls der Schlüssel zum Erfolg.

Es ist wichtig, sich gesund zu ernähren, wenn das Fasten nur von kurzer Dauer ist. Wenn Sie verarbeitete Lebensmittel einschränken und sich nicht mit zuckerhaltigen Lebensmitteln vollstopfen, hilft das Ihrem Körper, ohne viel Aufwand Gewicht zu verlieren. Was das Fasten betrifft, so empfehle ich, sich mit dem Fastenbrechen Zeit zu lassen und kalorienarme Diäten zu befolgen.

Sie können das Fasten mit gebackenem Lachs mit Sojasauce und Honig, einer Wolfsbarsch-Torte, einer Spinat-Pilzpfanne und gebackenem Fisch brechen. Sie können auch Brokkoli mit einer Vinaigrette aus getrockneten Tomaten und eine leichte Brühe mit gebackenen Eiern zu sich nehmen. Als weitere gesunde Option empfehle ich Ihnen eine Kürbiscremesuppe mit Venusmuscheln, eine leichte Fischbrühe aus dem Ofen oder eine Zucchinilasagne.

Auf nüchternen Magen empfehle ich Ihnen, Apfelessig zu trinken. Das ist ein wirksames Mittel, um dem Körper zu helfen, die Nahrung richtig zu zersetzen. Apfelessig ist reich an Essigsäure, die dem Körper hilft, die Nahrung zu verdauen und sich satt zu fühlen. Außerdem kann er die Empfindlichkeit gegenüber Insulin und anderen Hormonen verbessern. Darüber hinaus ist biologischer Apfelessig noch besser, da er dem Körper helfen kann, die richtige Nährstoffaufnahme aufrechtzuerhalten.

Intervallfasten ist eine gesunde Praxis, die Ihnen helfen kann, Gewicht zu verlieren und Ihr Wohlbefinden zu steigern. Es funktioniert jedoch nur, wenn Sie es richtig durchführen. Zunächst einmal müssen Sie alle Schlüssel dazu verstehen. Das Ziel ist es, die Verpflichtung einzuhalten und sie nicht als Ausrede zu benutzen, um sich mit Süßigkeiten vollzustopfen, die Kalorienzufuhr zu erhöhen oder sogar regelmäßige Mahlzeiten auszulassen.

Übung und Empfehlungen

Kann man Sport und Intervallfasten kombinieren?
Der Experte betont, wie wichtig es ist, die richtige Praxis im Hinblick auf bestimmte Ziele zu befolgen. Sich zum Beispiel für das intermittierende Fasten zu entscheiden, um Gewicht zu verlieren, ist eine wohlüberlegte Entscheidung. Es beschleunigt den Stoffwechsel des Körpers und hilft ihm bei der Fettverbrennung. Wenn man es also mit körperlicher Aktivität kombiniert, verbrennt man noch mehr Körperfett. In diesem Fall empfiehlt der Ernährungswissenschaftler, funktionelles Zirkeltraining mit Aerobic-Übungen niedriger bis mittlerer Intensität zu kombinieren.

Die Ratschläge von Ernährungswissenschaftlern widersprechen der Vorstellung, dass der Aufbau von Masse eine hochkalorische Diät erfordert. Wie bereits erwähnt, ist es schwierig, mit nur zwei Mahlzeiten oder in 8-Stunden-Zeiträumen genügend Kalorien zu sich zu nehmen. Dies ist nicht möglich, wenn Sie gleichzeitig versuchen, Ihre Muskelmasse zu erhöhen.

Während eines Ausdauertrainings muss die Menge an Kalorien und Nährstoffen in der täglichen Versorgung des Körpers berücksichtigt werden. Denn intensives oder häufiges Training erfordert eine hohe Kalorienzufuhr, um die verbrauchte Energie wieder aufzufüllen. Das ist schwierig, da man oft nur drei bis fünf Stunden am Tag essen muss.

Kann ich während des Fastens Sport treiben?

Ernährungsexperten empfehlen, dass die Fastendiät 8/16 beträgt. Das liegt daran, dass sie dies für die effektivste Variante halten. Dazu empfehlen die

Ernährungswissenschaftler, gegen 14 Uhr Sport zu treiben, also zu dem Zeitpunkt, an dem man nach dem Fasten die erste Nahrung zu sich nimmt.

Während des Ramadan müssen Muslime tagsüber auf Essen und Trinken verzichten. Dies wird als Fastenzeit bezeichnet. Muslime, die energieintensive Sportarten mit hoher Intensität ausüben, erhalten beim Fasten besondere Aufmerksamkeit. Sie dürfen bis zu drei Stunden nach ihrer ersten Mahlzeit des Tages essen. Allerdings müssen sie auf ihren Cortisolspiegel achten und Überanstrengung vermeiden.

Die gymnastischen Übungen können morgens direkt nach dem Aufwachen durchgeführt werden. So können mehrere Stunden vergehen, bis das Fasten gebrochen wird. Das empfiehlt auch der Ernährungswissenschaftler Soriano, für den ein proteinreiches Frühstück dazu beitragen kann, dass man sich länger satt fühlt.

Zu welchem Zeitpunkt des Fastens kann ich Sport treiben?

Wir haben Dr. Soriano gefragt, ob er uns bei der Gestaltung eines Ernährungsprogramms helfen kann weil das Training und die tägliche Ernährung von einer guten Ernährung abhängen . Jeder Mensch braucht bestimmte Nährstoffe, um sich richtig ernähren zu können. Wir wählen automatisch frische und natürliche Lebensmittel aus, wenn wir unseren Ernährungsplan erstellen.

Die Menschen können eine Poke Bowl zu Hause zubereiten, indem sie bestimmte Lebensmittel wie Reis, Kartoffeln, Süßkartoffeln und andere kohlenhydratreiche Lebensmittel miteinander kombinieren. Sie können tierisches Eiweiß wie

Fleisch, Fisch oder Eier, Gemüse wie Edamame, Quinoa und Grünkohl und gesunde Fette wie Nüsse oder Avocado hinzufügen. Dies sind Poke-Bowl-Rezepte, die Sie für den späteren Gebrauch abspeichern können.

Um unsere umfassende Mikronährstoffergänzung zu vervollständigen, fügen Sie einfach Nüsse, Früchte und Samen wie Chia und Sesam hinzu, um die Vitamin- und Mineralstoffzufuhr zu vervollständigen.

Der Ernährungsexperte empfiehlt, natürliche und gesunde Lebensmittel zu essen und ultraverarbeitete Lebensmittel zu meiden. Dies sind gesündere Alternativen zu den Lebensmitteln, die die Menschen gerne als Ersatz für ihre normalen Mahlzeiten verwenden. Dadurch können Sie während der Fastenzeiten Ihre Stimmung und Ihre Leistung im Fitnessstudio verbessern.

Kapitel 4: Kann Intervallfasten bei der Reinigung der Leber helfen?

In den Wintermonaten leiden wir eher an Ekzemen, einem hohen Cholesterinspiegel, einer gelben oder weißen Zunge oder Energiemangel, da die Giftstoffe nicht aus unserem System abtransportiert werden. Wenn unsere Leber nicht optimal funktioniert, liegt das wahrscheinlich daran, dass wir zu wenig Giftstoffe ausscheiden.

Die Zellen der Leber, die sogenannten Hepatozyten, übernehmen bis zu 500 verschiedene Funktionen. Sie funktionieren wie ein chemisches Labor, das den Körper bei wichtigen und komplexen Prozessen unterstützt. Die Leber ist das größte Organ des Körpers und wiegt fast 2 kg.

Die Galle neutralisiert die Magensäure, um basisches Chylus zu bilden. Galle wird benötigt, um Fette im Darm zu emulgieren; dieser Prozess beschleunigt ihre Absorption.

Die Galle(die Gallenkanäle) produziert auch die meisten Proteine im Blutplasma, die als Blutspeicher und Gerinnungsmittel dienen. Sie ist für die Alterung der roten Blutkörperchen verantwortlich, bei deren Zerstörung gespeichertes Hämoglobin entsteht.

Die Leber enthält die fettlöslichen Vitamine A, E, D und K sowie Glykogen, eine Form von Glukose, die außerhalb der Zellen gespeichert wird. Außerdem speichert sie Fettsäuren, in Lipidmolekülen gespeicherte Kohlenhydrate und Aminosäuren.

Das Enzymarsenal der Leber wandelt toxische Moleküle in leicht ausscheidbare Partikel um. Dies verhindert, dass die gespeicherten Toxine andere lebenswichtige Organe schädigen, und führt dazu, dass sie über den Urin, die Galle oder das Blut ausgeschieden werden. Die Leber spielt eine entscheidende Rolle bei der Ausscheidung aller vom Körper verarbeiteten Substanzen, einschließlich Nahrungsmitteln und Nährstoffen.

Dieses Organ versucht auf natürliche Weise, Giftstoffe aus dem Körper zu entfernen, indem es einen Prozess durchläuft, der als "Sättigung" bezeichnet wird. Dies geschieht, wenn er nicht zu viel Fett, Alkohol, Fleisch oder andere zuckerhaltige Nahrungsmittel zu sich nimmt. Wenn die Leber gesättigt ist, kann sie ihre grundlegenden Funktionen nicht richtig erfüllen. Dies führt zu einer Ansammlung von Giftstoffen im Rest des Körpers und zu gesundheitlichen Problemen. Zu diesen gehören u. a. Schwierigkeiten bei der Regulierung der Verdauung, ein erhöhtes Risiko für Hauterkrankungen und ein hoher Cholesterinspiegel.

Wenn sich der Lebermeridian lethargisch oder ineffektiv anfühlt, kann dies ein Zeichen dafür sein, dass die Seele inaktiv oder unentschlossen ist. Außerdem können sich Probleme mit dem Lebermeridian durch Konzentrationsschwierigkeiten, Konzentrationsmangel oder übermäßige geistige Aktivität bemerkbar machen.

Regelmäßige Bewegung und eine gesunde Ernährung sind notwendig, um die Gesundheit der Leber zu erhalten.

Für eine optimale Gesundheit ist es wichtig, ein gesundes Gleichgewicht zwischen Belastung und Entschlackung zu halten. Im Frühling und Herbst können die meisten Menschen ihren Körper sicher von Giftstoffen reinigen. Viele Menschen halten es jedoch für notwendig, ihre Leber zu reinigen, wenn sie sich einer medikamentösen Behandlung unterziehen oder mehr als gewöhnlich essen.

Es ist auch empfehlenswert, den Körper zu entschlacken, wenn man gestresst ist oder über die Stränge schlägt.

Giftige Stoffe schädigen unseren Körper, der die Giftstoffe über die Lunge, die Leber, die Nieren und die Haut verarbeitet. Sie werden über Schweiß, Atmung, Exkremente und Urin ausgeschieden. Viele ungesunde Gewohnheiten können dazu führen, dass sich giftige Stoffe im Körper ansammeln. Dies kann dazu führen, dass sich im Körper Krankheiten entwickeln, weil die Umgebung für ihr Wachstum im Körper günstig ist.

Viele Haushaltsprodukte, Lebensmittel und Getränke enthalten schädliche Chemikalien, die täglich mit unserem Körper in Berührung kommen. So wollen landwirtschaftliche Unternehmen ihre Produktion steigern, indem sie Hormone, Pestizide und Herbizide in ihren Produkten verwenden. Um mehr zu produzieren, müssen diese Unternehmen ihre Tiere mit fettreichen Milchprodukten oder rotem Fleisch füttern. Außerdem besprühen die Landwirte ihre Pflanzen mit chemischen Herbiziden.

Weltweit werden mehr als 1000 verschiedene Kulturpflanzen und Unkräuter routinemäßig mit Pestiziden behandelt. Dies ist jedoch nur in der Europäischen Union der Fall. Hinzu kommt, dass über 6.051 Tonnen Wirkstoffe in Tierarzneimitteln verwendet werden.

Kosmetikzusätze, Konservierungsmittel, Aromen und Lebensmittelzusatzstoffe können sich als natürliche Inhaltsstoffe ausgeben. Dies gilt insbesondere für Verdickungsmittel, künstliche Farbstoffe und Konservierungsmittel, die dafür sorgen, dass verarbeitete Lebensmittel länger frisch bleiben. Neben den giftigen

Chemikalien, die in unserer Gesellschaft vorkommen, sind auch zu viel Salz und Zucker sowie Nikotin, Koffein und Alkohol schädlich für die Gesundheit.

Unser Körper speichert Schadstoffe in Fettdepots wie Gesäß, Hüften und Unterarmen, um sich vor Schäden zu schützen. Giftstoffe hemmen auch die Funktionalität unserer Organe, übersäuern unseren Körper und sorgen dafür, dass er nicht zu 100 % leistungsfähig ist. Wir können die Giftstoffe aus unserem Körper entfernen, indem wir zuerst das Fett loswerden.

Was können Sie dagegen tun?

Es ist offensichtlich, dass ich nicht in einer Blase oder in einer künstlichen Umgebung leben kann. Wenn ich jedoch die Qualität meiner Umgebung verbessere, kann ich gut leben. Kleine Veränderungen in Ihrer täglichen Routine können Ihnen helfen, mit Stress umzugehen.

Laut einer NASA-Studie aus dem Jahr 1989 sind die besten luftreinigenden Pflanzen, die man in einem Haus verwenden kann, solche mit einer geringen Sichtbarkeit. Darunter befinden sich einige, die auf dem Markt leicht zu finden sind.

- **Der Pothos (epipremnum aureum)** ist eine Art Kletterpflanze, die häufig als Zierpflanze verwendet wird.
- Auch die Friedenslilie (Spathiphyllum) oder Friedensblume wird häufig als Zierpflanze verwendet.
- **Die chinesische Palme oder Bambuspalme**, auch bekannt als Rafflesia, ist ein weiteres Beispiel für eine Zierpflanze.

- **Die Schwiegermutter- oder Tigerzunge** (Sansevieria trifasciata) kann ihrerseits als Ersatz für Sauerkraut verwendet werden.
- **Der Gummibaum**, der auch als Ficus robusta bekannt ist, besteht aus vielen flexiblen Ästen.
- Die Verwendung von Luftreinigern mit ätherischen Ölen wie **Eukalyptus, Zitronengras, Kamille, Pfefferminze** und **Lavendel** wird die Luft in Ihrem Zimmer reinigen und erfrischen.

Reinigen Sie Ihr Haus auf natürliche und biologische Weise, ohne chemische Reinigungsmittel zu verwenden, indem Sie Ihre eigenen Seifen herstellen, Zitronensaft zur Desinfektion verwenden und mit Wasser, das mit Kokosöl vermischt ist, wischen.

Es ist wichtig, Körperpflegeprodukte zu verwenden, die keine Parabene oder andere schädliche Chemikalien enthalten. Viele Hautcremes, Lotionen und Make-up-Produkte enthalten Inhaltsstoffe, die die Haut durchdringen und in den Blutkreislauf gelangen.

Versuchen Sie daher, möglichst natürliche Körperpflegeprodukte zu verwenden.

Um unerwünschte Geschmäcker oder Gerüche aus Ihrer Dusche oder Ihrem Wasser zu entfernen, verwenden Sie einen Wasserfilter. Einige Filter entfernen sogar Viren und Bakterien aus öffentlichen Wasserquellen. Außerdem befreien die Filter das Wasser von Schwermetallen wie Kupfer und Quecksilber.

Schließlich sind Gemüse und Obst aus biologischem Anbau als Teil einer gesunden Ernährung sehr empfehlenswert.

Körperliche Anzeichen einer fetten, mit Toxinen gefüllten Leber

Das Fettlebersyndrom ist auch als **Fettleber(Steatosis hepatis)** bekannt, ein Begriff, der eine Ansammlung von Fett bezeichnet. Es ist völlig normal, ein wenig Fett in kleinen Mengen zu haben, während eine große Fettansammlung gefährlich sein kann.

Die Leber ist das größte unserer inneren Organe; sie spielt eine wichtige Rolle bei der Verarbeitung von Nährstoffen aus Speisen und Getränken sowie bei der Filterung schädlicher Substanzen aus dem Blut.

Aufgrund der Entzündung kann die betroffene Leber wichtige Funktionen wie die Blutfilterung nicht mehr erfüllen. Dies kann zu Leberversagen und Narbenbildung führen. Ein zu hoher Fettgehalt kann die Ursache für dieses Problem sein.

Die Diagnose einer Lebersteatose bei Menschen, welche regelmäßig exzessive Alkoholmengen konsumieren, ist als alkoholische Lebersteatose oder AHS bekannt.Etwa ein Viertel bis ein Drittel der Menschen in den USA und in Europa leiden an nicht alkoholischer Fettleber oder NASH. Der Begriff wird auf die 25 bis 30 % der Menschen angewandt, die keine großen Mengen Alkohol regelmäßig konsumieren.Eine Fettleber bleibt oft unbemerkt. Es kann jedoch sein, dass Sie Beschwerden oder Schmerzen im rechten Oberbauch verspüren.

Bei Patienten mit dieser Art von Krankheit können Komplikationen wie **Lebervernarbung** oder **Leberfibrose** entstehen. Weitere mögliche Komplikationen sind :

- Zirrhose

- Erhöhtes Verlangen zu essen
- Gewichtsverlust
- Schwäche
- Müdigkeit
- Nasenbluten
- Gereizte Haut
- Gelbfärbung der Augen
- Eine spinnennetzähnliche Schicht überzieht die Epidermis
- Abdominalschmerzen
- Abdominale Distension
- Geschwollene Beine
- Brustvergrößerungen bei Männern
- Verwirrung

Diese Krankheit kann ernsthafte gesundheitliche Folgen haben.

Derzeit sind die Ursachen der Fettleber noch unbekannt.

Wenn der Körper mehr Fett produziert, als er verstoffwechseln kann, wird dies zu einem Problem;dies führt dazu, dass das Fett in den Zellen des Organs gespeichert wird.

Bei Menschen mit dieser Art von Krankheit kommt es zu einer Fettansammlung in der Leber.

Es gibt verschiedene Gründe, die erklären, wieso sich Fett ansammelt.

Die Fettlebererkrankung ist die Vorstufe zu anderen verwandten Lebererkrankungen. Sie kann aufgrund schlechter Ernährungsgewohnheiten entstehen.

Derzeit ist weniger darüber bekannt, wie sich eine Fettleber bei Menschen entwickelt, die keinen Alkohol konsumieren.

Es gibt einige Dinge, die zur Entwicklung der Erscheinungsformen der Steatose beitragen können:

- Fettleibigkeit(Adipositas)
- Übermäßiger Zuckerkonsum
- Insulinresistenz
- Hohe Triglyceridwerte im Blut(Ab einem Blutwert von über 200 mg/dl bei Erwachsenen)

Andere häufige Ursachen sind :

- Schwangerschaft
- Der Gewichtsverlust
- Hepatitis C
- Einige Medikamenten,die Nebenwirkungen haben wie Valproinsäure, Amiodaron, Methotrexat und Tamoxifen
- Die Exposition gegenüber Toxinen
- Gewisse genetische Veranlagungen

Diagnose der Fettleber

Der Arzt wird die Diagnose einer Fettleber stellen, indem er Ihre Krankengeschichte sammelt, eine gründliche körperliche Untersuchung durchführt und Sie bittet, einen oder mehrere Tests durchzuführen.

Medizinische Vorgeschichte

Ihr Arzt kann Ihnen Fragen zu Ihrem Lebensstil stellen, wenn er vermutet, dass Sie an einer Fettleber leiden.Außerdem ist es wichtig, die Vorgeschichte der Lebererkrankung in der Krankengeschichte Ihrer Familie zu erwähnen.

Seien Sie sich darüber im Klaren, dass der Hauptgrund, warum Sie sich dafür entscheiden, Ihr Leben so zu leben, wie Sie es tun, von Ihrem Alkoholkonsum und anderen Gewohnheiten abhängt.

Teilen Sie Ihrem Arzt alle Medikamente mit, die Sie einnehmen.

Es sind kürzliche Veränderungen in Ihrer Gesundheit, die zu dieser Diagnose geführt haben, also bleiben Sie aufmerksam.

Achten Sie darauf, Ihrem Arzt oder Ihrer Ärztin alle Symptome mitteilen, die Sie nicht verstehen, wie z. B. starke Müdigkeit, Appetitlosigkeit oder andere unerklärliche Beschwerden.

Anschließend führt der Arzt eine medizinische Untersuchung durch, bei der er Ihren Körper genau unter die Lupe nimmt.

Der Hepatologe kann Druck auf Ihren Bauch ausüben oder ihn mit seinen Händen abtasten, um festzustellen, ob die Leber geschwollen ist. Wenn sie größer ist, kann der Arzt an ihr riechen.

Tatsächlich ist es für einen Arzt schwierig, festzustellen, ob die Leber entzündet ist, indem er einfach nur die Haut des Patienten berührt. Eine entzündete Leber kann unbemerkt bleiben, wenn Sie keine weiteren Untersuchungen durchführen lassen.

Bluttests zur Untersuchung der Faktoren, die die Diagnose bestimmen

Bluttests können eine Fettleber aufdecken, sofern sie einen Anstieg der Leberenzyme zeigen. Ein Arzt kann z. B. einen ALT- und AST-Test anordnen, um die Leberenzyme zu überprüfen.Ihr Arzt kann Ihnen diese Tests empfehlen, wenn Sie Symptome einer Lebererkrankung haben oder wenn Sie routinemäßig Bluttests durchführen.

Eine Entzündung kann durch einen Anstieg der Leberenzyme verursacht werden. Die Leberenzyme sind nämlich ein Indikator für eine Entzündung. Eine Entzündung kann sich nämlich durch erhöhte Werte dieser Enzyme im Blut bemerkbar machen.

Der Arzt kann weitere Tests anordnen, wenn er bei den ersten Tests erhöhte Leberenzymwerte feststellt.

Es ist auch möglich, einen Scanner einzusetzen, um Ihren Gesundheitszustand zu überprüfen.

Magnetresonanztomographie (MRT)

Eine weitere Möglichkeit besteht darin, einen Test anzufordern, der als transiente vibrationskontrollierte Elastographie oder auch Fibroscan bezeichnet wird. Dieser Test misst die Steifheit der Leber mithilfe von niederfrequenten Schallwellen. Er kann auch prüfen, ob die Leber durch alte Verletzungen oder Narben geschädigt wurde.

Bei einer Leberbiopsie wird eine kleine Probe des Lebergewebes entnommen, die unter dem Mikroskop untersucht wird.

Eine Lebererkrankung kann daher durch eine Leberbiopsie beurteilt werden. Dies ist auch die beste Möglichkeit, um den Schweregrad der Erkrankung zu bestimmen.

Der Arzt entnimmt eine Probe des Lebergewebes, indem er eine Nadel in das Organ einführt und eine Betäubung anwendet, um die Schmerzen zu verringern.

Dieser Test kann feststellen, ob Sie unter einer Fettleber oder einer Leberzirrhose leiden.

Behandlung der Fettleber

Derzeit gibt es keine zugelassenen Medikamente zur Behandlung der Fettleber. Es sind weitere Forschungen erforderlich, um diese zu entwickeln und zu testen.

Ihr Arzt kann Ihnen empfehlen, Ihren Lebensstil zu ändern, um Ihnen bei der Behandlung der Krankheit zu helfen, z. B. durch eine Anpassung Ihrer Ernährung.

- Vermeiden oder beschränken Sie den Alkoholkonsum.
- Ergreifen Sie Maßnahmen, um Ihr Gewicht zu reduzieren.
- Passen Sie Ihre Ernährung an.

Ihr Arzt kann bei Komplikationen eine zusätzliche Behandlung empfehlen. Beispielsweise kann er spezielle Medikamente zur Behandlung einer Leberzirrhose verschreiben. Die Behandlung einer Zirrhose wird also folgende Schritte durchlaufen:

- Änderungen in Ihrem Lebensstil.
- Einnahme von Medikamenten.
- Chirurgie

Zirrhose kann zu Leberversagen führen. In diesem Fall kann eine Lebertransplantation unumgänglich sein.

Giftige Nahrungsmittel, die Sie regelmäßig essen

Jeden Tag benutzen wir die Wörter "entgiften", "reinigen" und "vergiften", ohne ihre wahre Bedeutung zu verstehen. Diese Begriffe gehören zu unserem grundlegenden Lexikon, ohne dass wir uns dessen bewusst sind.

Wir neigen dazu, sie fröhlich zu verwenden, ohne uns bewusst zu sein, dass ein gesunder Organismus nicht entgiften oder reinigen muss, es sei denn, er ist vergiftet. Menschen, die tatsächlich berauscht sind, kennen das Gefühl, vergiftet zu sein. Eine Vergiftung kann jedoch auch durch eine falsche Ernährung hervorgerufen werden. Jeder Mensch hat Giftstoffe im Körper, sie werden normalerweise innerhalb weniger Tage über die Nieren, die Leber und die Haut ausgeschieden. Die Ernährungswissenschaftlerin Fátima Branco möchte alle daran erinnern, dass dies in schweren Fällen nicht angewendet wird und eine medizinische Behandlung erforderlich sein kann.

Eine ausgewogene Ernährung mit Obst und anderen nicht stärkehaltigen Gemüsesorten ist wichtig, um einen gesunden Körper zu erhalten. Treiben Sie regelmäßig Sport, damit die Nieren und die Leber richtig arbeiten können. Außerdem ist eine gute Schlafhygiene wichtig für einen gesunden Körper. Saft- oder Entgiftungsdiäten haben viele Vorteile, auch wenn keiner von ihnen durch wissenschaftliche Beweise bestätigt ist. In jedem Fall ist es besser, bestimmte Lebensmittel zu meiden, die schlecht für die Nieren und den Verdauungstrakt sind. Dazu gehören cholesterinreiche und säurehaltige Lebensmittel.

Zucker

Nach einer Studie der Duke University in den USA kann übermäßiger Zuckerkonsum schädlich sein.

Zucker kann nämlich in Fett umgewandelt werden, welches dann in der Leber eingelagert wird, was zu einer Fettleber führt. Der Ernährungswissenschaftler Santiago Díaz sagt: "Der ständige Zuckerkonsum führt dazu, dass die

Bauchspeicheldrüse gegen Insulin resistent wird, sodass sie ausnahmslos dicker wird ". Der Experte erklärt seinen Patienten, dass sie nicht alle drei Stunden essen sollten, und ermutigt sie, zu essen, wenn sie Hunger haben. Er betont, dass es nicht notwendig ist, dass die Bauchspeicheldrüse weiterhin alle drei Stunden Kohlenhydrate erhält, wie es früher vorgeschlagen wurde.

Raffiniertes Mehl

Die Menschen sollten bei der Umstellung auf eine gesunde Ernährung Weißmehl durch Vollkornmehl ersetzen. Das hilft, Insulinspitzen zu vermeiden und die Funktion des Verdauungssystems zu verbessern. Die Verdauungsorgane sind nämlich unser zweites Gehirn. Ergänzungen mit Probiotika und Präbiotika helfen, diesen Prozess fortzusetzen.

Ich empfehle den Verzehr von Ziegenmilchkefir, Tofu, Miso, Tempe, Weißkohl oder Kimchi als Nahrungsmittel, die unser Darmepithel regenerieren. Weitere Probiotika finden sich in Tofu, Miso, Tempe, Weißkohl und Kimchi sowie in Hülsenfrüchten.

Frau Diaz fügt hinzu, dass Präbiotika auch in abgekühlten Kartoffeln und in anderen Quellen resistenter Stärke wie Artischocken, Spargel und Knoblauch zu finden sind.

Thunfisch und Lachs

Der Quecksilbergehalt von Thunfisch in Spanien wurde in einer Studie von Forschern der Universität Camilo José Cela, des Krankenhauses San Carlos in Madrid, der Universität Murcia und des Ministeriums für Gesundheit und Verbraucherschutz in Madrid ermittelt.

Diese Werte lagen zwischen 0,031 mg/kg und 1,1 mg/kg. Dieser Quecksilbergehalt, der höher war als die von anderen Forschern berichteten Werte, ist auf zusätzliche Tests zurückzuführen, die von Wissenschaftlern dieser Institutionen durchgeführt wurden.

Im Gegensatz dazu berichteten andere Länder über Quecksilberwerte zwischen 0,031 mg/kg und 1,1 mg/kg. Aufgrund dieser Diskrepanz empfiehlt die Europäische Behörde für Lebensmittelsicherheit (EFSA), nicht mehr als 4 Mikrogramm Quecksilber pro Kilogramm Körpergewicht pro Woche zu sich zu nehmen. Außerdem sollten Personen unter drei Jahren, Schwangere und stillende Mütter aufgrund des hohen Quecksilbergehalts auf den Verzehr von Thunfisch verzichten.

Trotz dieser Warnung ermutigt Diaz die Menschen immer noch, mindestens einmal pro Woche Thunfisch zu essen, da er immer noch viele Vorteile hat, wie z. B. die Aufnahme von Omega-3-Fettsäuren. Das Programm für Biochemie und Molekularbiologie der Universität Valencia weist darauf hin, dass das Kochen von Fisch die Menge an Quecksilber, die er enthält, reduziert.

Zudem erwähnt sie, dass der Verzehr von Thunfisch Selen liefert, das ein wichtiger Mikronährstoff ist. Beim Thunfischkonsum reduziert das Vorhandensein von Selen die Aufnahme von Quecksilber, sodass Quecksilber seine schädlichen Auswirkungen auf den Körper nicht entfalten kann.

Salz

Eine von der Jinan-Universität durchgeführte und im Journal of Agricultural and Food Chemistry veröffentlichte

Studie hat Veränderungen in der Leber festgestellt. Ein hoher Salzgehalt hätte in direktem Zusammenhang mit diesen Veränderungen gestanden. Zu diesen Veränderungen gehörten u. a. eine verminderte Zellteilung und Leberfibrose, d. h. die Leber ist beschädigt und weist Läsionen auf. Die Lösung besteht darin, die Salzvergiftung mit intravenösen Flüssigkeiten zu behandeln, die die Natriumkonzentration im Blut langsam senken.

Vitamine

Es gibt zwei Arten von Vitaminen: **fettlösliche Vitamine** und **wasserlösliche Vitamine**. Die Vitamine C und B sind die ersten wasserlöslichen Vitamine, denen wir begegnen. Zu den fettlöslichen Vitaminen gehören die Vitamine A, E, D und K.

Vitamin A wird bei übermäßigem Verzehr im Fettgewebe und in der Leber gespeichert. Die Vitamine C und B hingegen werden vom Körper in Form von Flüssigkeit, dem Urin, ausgeschieden, wenn sie im Übermaß konsumiert werden. Es ist gut, wenn Sie sehr vorsichtig sind, welche Vitamine oder Nahrungsergänzungsmittel Sie einnehmen.

Es ist besonders wichtig, dass Sie keine zusätzlichen Vitamine oder Ergänzungsmittel einnehmen, wenn sie nicht von einem Arzt verschrieben wurden. Nach der Analyse der Daten sollten Sie keine Vitamine oder Nahrungsergänzungsmittel einnehmen, die Sie dazu verleiten, sich auf einen bestimmten Nährstoff zu fixieren. Es ist stattdessen besser, sich abwechslungsreich zu ernähren, ohne auf bestimmte Nährstoffe fixiert zu sein. So lautet der Rat von Dr. Núria Monfulleda, einer in Barcelona ansässigen Gesundheitsfachkraft, die sich in ihrer Arbeit mit Selbstliebe beschäftigt.

Alkohol

Laut der Weltgesundheitsorganisation im Jahr 2012 hat Alkohol in der Europäischen Union bei fast 60 verschiedenen Krankheiten erhebliche Auswirkungen auf die Gesundheit.
Spanische Institutionen wie die AECC behaupten außerdem, dass Alkoholkonsum Krebs verursacht. In dem Bericht heißt es, dass Alkohol giftig ist und als solcher behandelt werden muss. Daher kann Alkohol, egal wie viel er konsumiert wird, gefährlich sein. Alkohol ist giftig und macht abhängig.
Die Toxizität von Alkohol wird von großen Institutionen anerkannt, die empfehlen, überhaupt keinen Alkohol zu konsumieren. Dennoch neigen die Menschen dazu, diese Empfehlungen zu ignorieren. Das Ignorieren von Botschaften, die vor den Gefahren des Alkohols warnen, kann den Verbraucher sehr teuer zu stehen kommen. Experten warnen nämlich, dass der Alkoholmissbrauch oft zu einer Gewohnheit wird, die man nur schwer wieder ablegen kann. Viele Menschen missbrauchen heute Alkohol, weil sie auf engem Raum eingesperrt sind.

Rohe Kartoffel

Alle Kartoffeln enthalten Glykoalkaloide, die als Solanin bekannt sind und bei Verzehr in großen Mengen Magen-Darm-Probleme verursachen können. Sie können das Risiko von Krankheiten sowie Symptome wie Unwohlsein und Übelkeit erhöhen.

Der Verzehr von grünen, alten oder stark gekeimten Kartoffeln kann das Risiko jedoch verringern. Kartoffeln sollten vor dem Verzehr nicht mit der Schale geschält, zum Kochen verwendet oder verzehrt werden, wenn sie einen bitteren Geschmack haben.

Dies gilt auch für Maniok, der cyanogene Glykoside enthält. Diese Verbindungen führen dazu, dass bei der Zersetzung von Maniok ein giftiges Nebenprodukt namens Cyanid entsteht. In großen Mengen kann dieses Toxin tödlich sein.

Führen Sie zu Hause die Leberreinigung Schritt für Schritt durch.

Um die Leber wirksam zu reinigen, müssen Sie sich richtig ernähren. Dadurch bleibt dieses Organ gesund und hilft ihm bei der Ausscheidung von Giftstoffen.

Außerdem ist es wichtig, dass Sie fettreiche und kalorienreiche Lebensmittel meiden und stattdessen Lebensmittel wählen, die Giftstoffe aus dem Körper entfernen und das Organ reinigen. Grünes Gemüse, Nüsse und Samen sind dafür hervorragend geeignet.

Das Kochen von Gemüse zerstört ihre lebenswichtigen Enzyme, was dazu führen kann, dass sie bei der Reinigung der Leber unwirksam werden. Zu den Gemüsesorten, die für den Verzehr nicht vorbereitet werden müssen, gehören Spinat, Rote Bete, Karotten, Artischocken und Brokkoli.

Es wird empfohlen, diese Gemüsesorten in Ihre Ernährung einzubauen, um eine gesunde Leberfunktion zu fördern.

Obst ist aufgrund seiner Antioxidantien und seines hohen Vitamingehalts wichtig für die Aufrechterhaltung einer gesunden Leberfunktion. Zu den vorgeschlagenen Früchten gehören Äpfel, Orangen, Grapefruits, Mandarinen und Papayas.

Fettere Fische wie Sardinen, Thunfisch, Lachs und Forelle sind nützliche Verbündete, wenn es darum geht, die Leber gesund zu halten und den Prozess der Ausscheidung von Flüssigkeit aus dem Körper zu unterstützen.

Raffiniertes Getreide sollte durch Vollkorn ersetzt werden, was das Verdauungssystem gesünder macht und verhindert, dass sich Fette im Körper ansammeln. Dies trägt auch zur Senkung des Cholesterinspiegels bei.

Einige Lebensmittel sind schädlich für die Leber, z. B. rotes Fleisch, Alkohol, fettige Lebensmittel, Kaffee und Milchersatzprodukte. Vermeiden Sie diese Lebensmittel oder streichen Sie sie ganz aus Ihrer Ernährung. Verwenden Sie stattdessen Kuhmilch oder Sojamilch.

Das regelmäßige Trinken von zwei Litern Wasser hilft der Leber, richtig hydratisiert zu bleiben. Dadurch kann das Organ die überschüssigen Abfallstoffe, die sich ansammeln, herausfiltern, was letztendlich seine Funktion verbessert. Darüber hinaus regt das Trinken von viel Wasser die Zellregeneration an. Dies verbessert die Gesundheit und das allgemeine Wohlbefinden.

Die Aufnahme von Gemüse und Obst in Ihre Ernährung ist ein effektiver Weg, um die Leber auf natürliche Weise zu reinigen. Tatsächlich sind natürliche Säfte aus diesen Lebensmitteln eine fantastische Alternative, um dieses Ziel zu erreichen. Es wird empfohlen, diese Säfte mindestens einmal pro Woche zu konsumieren oder öfter, wenn Sie zu viel gegessen haben. Beliebte Säfte sind z. B. Rote-Bete-Saft, der reich an Vitamin C ist, Zitronensaft, der reich an

Vitamin C und Zitrusfrüchten ist, und Orangensaft, der mit Ingwer gemischt wird.

Es gibt viele natürliche Kräuter, die wirksam reinigen, entschlacken und die Gallenproduktion anregen. Außerdem tragen sie durch die von ihnen abgesonderten Inhaltsstoffe zur Stärkung der Leber bei.

Beispiele hierfür sind **Löwenzahn**, **Mariendistel**, **Salbei**, **Boldo** und **Kletten**. Am besten trinken Sie **Kräutertees** nach den Mahlzeiten an etwa fünf aufeinanderfolgenden Tagen. Sie werden wahrscheinlich keine Auswirkungen spüren, aber es ist nicht ratsam, dies über einen längeren Zeitraum zu tun, ohne vorher einen Arzt zu konsultieren.

Die Einführung dieser Gewohnheiten wird die Notwendigkeit medizinischer Eingriffe zur natürlichen Reinigung der Leber beseitigen. Es wird Ihnen auch helfen, gesund zu bleiben, indem es potenziellen Gesundheitsproblemen wie Fettleber, Entzündungen und Zirrhose vorbeugt.

Außerdem sind wir keine Ärzte und können keine medizinischen Behandlungen verschreiben. Wenn Sie oder eine Ihnen nahestehende Person an körperlichem Unwohlsein oder einer anderen Krankheit leiden, empfehlen wir Ihnen, sich an eine medizinische Fachkraft zu wenden.

Hausmittel

Um die Fettlebererkrankung zu heilen, müssen Sie zunächst Änderungen an Ihrem Lebensstil vornehmen. Je nach Ihrem aktuellen Zustand und Ihren Gewohnheiten können Ihnen die folgenden Maßnahmen helfen:

- Gewicht verlieren
- Den Alkoholkonsum reduzieren
- Achten Sie auf eine nährstoffreiche Ernährung, die wenig Kalorien, gesättigte Fettsäuren und Transfette enthält.
- Mindestens 30 Minuten Sport an den häufigsten Tagen der Woche treiben

Nach Angaben der Mayo Clinic deuten einige Daten darauf hin, dass Vitamin-E-Ergänzungen helfen können, Leberschäden, die durch eine Fettleber verursacht werden, zu verhindern oder zu behandeln. Es sind jedoch weitere Untersuchungen erforderlich. Die Einnahme von übermäßigen Mengen an Vitamin E birgt gewisse Gesundheitsrisiken.

Fragen Sie immer Ihren Arzt um Rat, bevor Sie ein neues Nahrungsergänzungsmittel oder ein natürliches Heilmittel ausprobieren. Einige können nämlich Ihre Leber belasten oder mit den Medikamenten, die Sie einnehmen, interagieren.

Diät bei Fettleber

Wenn Sie an einer Fettleber leiden, kann Ihr Arzt Ihnen empfehlen, bestimmte Ernährungsmaßnahmen zu ergreifen, um die Krankheit unter Kontrolle zu halten und das Risiko von Komplikationen zu verringern. Beispielsweise kann er Ihnen Folgendes vorschlagen:

- Eine Diät mit einem hohen Anteil an pflanzlichen Lebensmitteln wie Obst, Gemüse, Hülsenfrüchten und Vollkornprodukten einhalten

- raffinierte Kohlenhydrate wie Süßigkeiten, weißen Reis, Weißbrot und andere raffinierte Getreideprodukte einschränken
- Begrenzen Sie gesättigte Fette, die in rotem Fleisch und vielen anderen tierischen Produkten enthalten sind.
- Vermeiden Sie Transfette, die in vielen verarbeiteten Lebensmitteln enthalten sind.
- Vermeiden Sie Alkoholkonsum.

Möglicherweise empfiehlt Ihnen Ihr Arzt, die Kalorien in Ihrer Ernährung zu reduzieren, um Gewicht zu verlieren.

Kapitel 5: Darmreinigung und warum Sie mit ständigen Magenproblemen leben

Sollten Sie zu denjenigen gehören, die unter Magenproblemen, Blähungen, Verstopfung, Schmerzen und allen Anzeichen dafür leiden, dass Darm und Dickdarm gesättigt sind, können Sie sicher sein, dass Ihnen dieses Kapitel helfen wird.

Was befindet sich in einem Darm, der nicht in Ordnung ist?

Eine Fehlfunktion des Dickdarms führt zu einer inneren Toxizität, die sich negativ auf den Körper auswirkt. Eine Fehlfunktion des Darms führt zu zahlreichen Krankheiten und Komplikationen. Die Gesundheit des Dickdarms wird in der Öffentlichkeit kaum beachtet, aber ernsthafte Probleme mit dem Dickdarm sind für 90 % aller Gewichtsprobleme verantwortlich. Erfahren Sie anhand dieser Informationen, wie Sie dieses Organ reinigen und sogar Gewichtsprobleme reduzieren oder beseitigen können.

Verdauungsstörungen beeinträchtigen den Darm und seine Funktionen. Dazu gehören gastrointestinale Obstruktionen wie Hämorrhoiden, Rektalfissuren und Verstopfung. Weitere Beispiele sind die Ischämie des Dickdarms, Divertikulose und Stuhlverhaltung. Chronische Verstopfung führt zu erheblichen Veränderungen im Verdauungssystem. Dadurch wird eine regelmäßige

Stuhlgang (Darmentleerung) erschwert oder sogar unmöglich gemacht.

La constipation survient lorsque le corps humain absorbe des déchets et des molécules toxiques qui devraient déjà être éliminés. Cela entraîne progressivement des selles plus dures et plus petites dans le corps. Eine unzureichend behandelte Kolitis führt zu schweren gesundheitlichen Komplikationen, die die Lebensqualität erheblich beeinträchtigen.

Diese Erkrankung ist auch als Dickdarmproblem bekannt, das häufig mit einem Zustand der Trunkenheit oder Unsauberkeit einhergeht.

Um das Leben in vollen Zügen zu genießen, sollte man sich ausgewogen ernähren, regelmäßig Sport treiben, mit der Natur in Kontakt sein und stressfrei leben. All diese Faktoren tragen dazu bei, das Verdauungssystem in einem guten Zustand zu halten. Die Umsetzung dieser Prinzipien sorgt dafür, dass die Wahrscheinlichkeit von Darmbeschwerden gering ist.

Wie kann ich meinen Dickdarm reinigen, damit ich mich besser fühle?

Die Darmreinigung ist wichtig, um Darmbeschwerden, insbesondere Fettleibigkeit, vorzubeugen. Sie verbessert auch den täglichen Lebensstil, indem sie Beschwerden lindert. Durch die Entfernung von Abfallstoffen aus dem Dickdarm wird dieser sauber und gesund gehalten. Sie können verschiedene Methoden anwenden, um ihn zu reinigen, darunter Hydrotherapie oder natürliche Behandlungen.

Beim Fasten kann der Dickdarm Giftstoffe und unerwünschte Flüssigkeiten ausscheiden. Eine regelmäßige Reinigung zusammen mit gesunden Lebensgewohnheiten ist ebenfalls von entscheidender Bedeutung. Es ist auch wichtig, während einer Diät darauf zu achten, was Sie essen: Es wird vorgeschlagen, eine Vielzahl ausgewogener Lebensmittel aus verschiedenen Kategorien zu essen.

Zu den grundlegenden Grundlagen für die Reinigung eines schmutzigen Dickdarms gehört es, den ganzen Tag über ausreichend Wasser zu trinken. Beginnen Sie den Tag mit einem ballaststoffreichen und wasserreichen Frühstück, um den Verdauungsprozess zu beschleunigen. Wenn Sie auf nüchternen Magen Wasser mit Zitronensaft trinken, gibt dies Ihrem Körper eine Möglichkeit, Ihren Organismus zu reinigen und zu entgiften.

Es wird empfohlen, sich jeden Tag mindestens 30 Minuten lang zu bewegen, um von zahlreichen gesundheitlichen Vorteilen zu profitieren. Dazu gehören eine bessere Verdauung, mehr Energie und vieles mehr.

Wenden Sie sich immer an Ihren Arzt, bevor Sie eine neue Behandlung ausprobieren. Viele Menschen entscheiden sich dafür, zusätzlich zu anderen Behandlungen Kaffee- oder Kochsalzeinläufe zu verwenden.

Ein Arzt oder eine andere medizinische Fachkraft kann Ihnen am besten helfen, mit einem schmutzigen Dickdarm umzugehen. Es ist jedoch entscheidend, dass Sie eine Routine einrichten, die regelmäßig Getreide, Gemüse, Obst und Wasser umfasst. Darüber hinaus ist es wichtig, die Pflege mit Fachkräften zu verknüpfen, die Ihre speziellen Bedürfnisse und Ernährungseinschränkungen verstehen.

Welche Indikatoren zeigen mir an, ob ich an einer Dickdarmerkrankung leide?

Im Dickdarm sammeln sich Reststoffe an, weil die Giftstoffe nicht aus dem Magen-Darm-Trakt entfernt werden. Dies führt zu verschiedenen Gesundheitsproblemen und Systemausfällen.

Sie denken wahrscheinlich, dass Reizdarm selten vorkommt, obwohl er tatsächlich recht häufig ist. Die Betroffenen leiden unter Symptomen wie Kopfschmerzen, Schwere- oder Trägheitsgefühl, Verstopfung, Blähungen und Völlegefühl. Darüber hinaus können sie auch unter Mundgeruch, Übergewicht, Haarausfall, Schlafstörungen oder Hautproblemen leiden.

Wenn bei Ihnen mehrere dieser Symptome auftreten, z. B. ein unangenehmer, übelriechender, alkoholischer Geruch aus Ihrem Dickdarm, wenn Sie Blähungen haben, sollten Sie einen Arzt aufsuchen. Dadurch kann eine Analyse eingeleitet werden, die eines dieser Probleme behebt oder ein anderes mildert. Sie können auch Ihre Lebensentscheidungen verbessern. Die Symptome, die zu diesem Unwohlsein führen, können ernsthafte Krankheiten sein.

Wenn Ihr Körper Symptome zeigt, die darauf hindeuten, dass Sie an einer Schädigung leiden, sollten Sie sich an eine medizinische Fachkraft wenden.

Die Royal Academy of Medicine in England behauptet, dass 90 % aller Krankheiten und Gewichtsprobleme mit einem verschmutzten Dickdarm zusammenhängen. Allerdings scheinen das nur wenige Menschen zu wissen.

Dieses Organ spielt eine wichtige Rolle für unsere Gesundheit. Es entfernt unnötige Giftstoffe und

Abfallprodukte aus dem Körper, die langfristig zu ernsthaften Gesundheitsproblemen führen können.

Wenn Menschen mit Verdauungsproblemen große Mengen an Essensabfällen zu sich nehmen, verfaulen und gären ihre Eingeweide innerhalb von zwei Tagen.

Verstopfung führt zu chronischen Krankheiten und Hautproblemen, da giftige Stoffe über die Pfortader in den Körper freigesetzt werden. Sie führt auch dazu, dass sich in der Leber giftige Stoffe ansammeln, die schließlich durch die Leberarterie in den Blutkreislauf gelangen und durch den gesamten Körper zirkulieren.

Die Wichtigkeit der Darmreinigung

Das moderne Leben führt zu Komplikationen im Verdauungstrakt sowie zu einer unzureichenden Ausscheidung von Abfallstoffen. Außerdem produziert unser Körper mehr Giftstoffe, was unserer Gesundheit schadet.

Verstopfung tritt auf, wenn der Dickdarm keine Zeit hat, unnötige Abfälle zu verarbeiten. Dadurch kommt es zu einer unnötigen Ansammlung von Abfallstoffen, es sei denn, man pflegt einen gesunden Lebensstil, der eine gesunde Ernährung, Bewegung und gute Gewohnheiten im Alltag umfasst.

Überschüssiger Abfall sammelt sich im Dickdarm an, sobald der Körper 5 bis 25 Pfund Material aufgenommen hat.

Die Aufnahme dieser Nahrungsmittel kann dazu führen, dass der Körper über die Membran unserer Blutgefäße in der Darmwand zu einem Reservoir für Bakterien und Toxine wird. Infolgedessen können wir unter langfristigen gesundheitlichen Komplikationen leiden, die auf die Kontamination unserer wichtigsten Organe zurückzuführen sind.

Um festzustellen, ob Ihr Dickdarm unsauber ist, beobachten Sie, ob eine stuhlähnliche Masse aus ihm herauskommt. Zu den häufigen Symptomen, mit denen ein Schmutzdarm verbunden ist, gehört Stuhldrang wie Durchfall oder Verstopfung. Außerdem gibt es noch weitere Symptome:

- Verdauungsstörungen und Magenschmerzen aufgrund von zu viel Essen
- Niedrige Energie und Müdigkeit
- Blähungen
- Verdauungsstörungen und hohe Säurewerte
- Sorge um das Essen und überflüssige Pfunde
- Nahrungsmittelallergien
- Kopfschmerzen
- Schlaflosigkeit
- Trockener Mund
- Erkältungen
- Akne, Trockenheit und Hautausschläge
- Augen und Augenlider oft rot und gereizt
- Haarausfall

Wie sollte der Dickdarm gereinigt werden?

Es ist sehr wichtig, dass wir uns um unser Verdauungssystem kümmern, indem wir unsere Gewohnheiten ändern. Menschen können ihren Körper durch falsche Ernährung unfreiwillig belasten.
Wenn wir uns um unseren Verdauungstrakt kümmern, verbessert sich unsere Lebensqualität. Tatsächlich haben

einige der Dinge, die wir tun können, mit der Reinigung und Verbesserung unserer Gesundheit zu tun.

- ➢ Beginnen Sie den Tag mit einem gesunden Frühstück, das Ballaststoffe und Wasser sowie andere empfehlenswerte Lebensmittel enthält.
- ➢ Buvez de l'eau contenant du citron lorsque votre estomac est vide.
- ➢ Verbessern Sie Ihre Ernährung, indem Sie mehr Obst, Gemüse, Getreide und Wasser zu sich nehmen.
- ➢ Regelmäßige Bewegung verbessert die Verdauung und den Körper insgesamt. Es wird empfohlen, sich jeden Tag mindestens 30 Minuten lang zu bewegen.

Es ist wichtig zu verstehen, wie man Einläufe für den Dickdarm richtig verabreicht. Dadurch lassen sich Komplikationen vermeiden. Idealerweise werden diese Verfahren mit einer Kochsalzlösung durchgeführt, die bei der Reinigung des Dickdarms hilft.

Das National Cancer Institute betrachtet den Dickdarm als Teil des Verdauungssystems. Er ist der längste Abschnitt des Darms; er verdaut die Nahrung und nimmt Wasser auf. Sobald dieser Prozess abgeschlossen ist, passiert alles restliche Material den Dickdarm und wird gespeichert.

Eine unzureichende Pflege kann zu einem unangenehmen Gefühl und zu gesundheitlichen Komplikationen führen. Daher ist es wichtig, auf mögliche Beschwerden zu achten. So können Sie verhindern, dass ein ernsteres Problem entsteht.

Die Biosalud-Tagesklinik warnt, dass ein verstopfter Darm erhebliche Auswirkungen auf andere Teile des Körpers haben kann. Zahnschmerzen können ein Beispiel dafür sein, da sich das Zahnfleisch und die Zähne im Schlaf selbst reinigen. Man kann auch beobachten, dass sich der Dickdarm während eines drei- bis viertägigen Fastens selbst reinigt. Unsere inneren Organe können aufgrund von Dreck nur schwer richtig funktionieren. Deshalb haben wir morgens eher Mundgeruch, wenn unser Organismus nicht sauber ist.

Die häufigsten Symptome sind folgende:

- Eventuell bemerken Sie Veränderungen in der Beschaffenheit Ihres Stuhls und in der Häufigkeit Ihrer Toilettengänge.
- Sie Beschwerden im Verdauungstrakt haben, wie z. B. Magenkrämpfe, Verstopfung oder Schmerzen.
- Sie können auch Schleim im Stuhlgang haben
- Sie verspüren ein Völlegefühl

Ein beeinträchtigter Gesundheitszustand, das Alter und andere Faktoren können zu diesem Syndrom beitragen.

Menschen, deren Darm kontrahiert ist, verspüren aufgrund der Kontraktion des Muskels Blähungen, Völlegefühl oder Durchfall. Wenn sich der Muskel zusammenzieht, wird die Passage der Nahrung verlangsamt, was zu hartem und trockenem Stuhl führen kann.

Das Reizdarmsyndrom kann sich entwickeln, nachdem Sie eine Gastroenteritis erlitten haben, bei der es sich um eine bakterielle oder virale Darminfektion handelt. Alternativ kann die Störung auch durch einen Überschuss an Darmbakterien verursacht werden.

Menschen, die in ihrer Kindheit unter Stress gelitten haben, sind anfälliger für dieses Syndrom.

Abfallprodukte aus dem Dickdarm verringern den allgemeinen Gesundheitszustand einer Person erheblich.

Die richtige Ausscheidung von Giftstoffen aus dem Körper ist für eine optimale Gesundheit notwendig. Eine falsche Ausscheidung kann verschiedene Symptome hervorrufen, darunter Gewichtsverlust, Bauchschmerzen, Rückenschmerzen, Stimmungsschwankungen, Hautreizungen, Heißhunger usw. Menschen mit Dickdarmproblemen können Krampfadern, Verstopfung, Kopfschmerzen und andere Symptome entwickeln. Außerdem können sich schlecht ausgeschiedene Giftstoffe negativ auf das Immunsystem auswirken und das Energieniveau senken.

Die Krankheit, die als Magengeschwür oder Magenkrebs bezeichnet wird, kann durch das Vorhandensein von Helicobacter pylori verursacht werden. Sie ist laut der National Library of Medicine auch die Ursache für Mageninfektionen.

Die von dem Bakterium produzierten Proteine und anderen Substanzen schädigen die Darmschleimhaut, was zu einer schlechten Absorption im Darm führt, sodass die benötigten Nährstoffe nicht in diesen Teil des Körpers gelangen können; Haarausfall ist eine direkte Folge der schlechten Absorption im Darm.

Die Vorteile der Darmreinigung

- Durch die Durchspülung des Dickdarms kann der Körper die Nährstoffe, die er benötigt, besser aufnehmen. Wenn der Dickdarm mit Abfallstoffen und Toxinen gefüllt ist, kann er die Nährstoffe nicht richtig aufnehmen.

- Erhöhung des Energieniveaus, da Symptome wie Müdigkeit oder Energiemangel auftreten können, wenn sich Abfallstoffe oder Toxine im Darm des Körpers befinden. Darüber hinaus kann es vorkommen, dass sich manche Menschen niedergeschlagen fühlen.
- Verbesserung der Leberfunktion: Darmbakterien funktionieren wie eine Abwehrmauer, die nur nützliches Material durchlässt. Wenn die Darmbarriere beeinträchtigt ist, können Leberzellen wie Makrophagen und Hepatozyten nicht mehr miteinander kommunizieren.
- Die Darmflora spielt eine wichtige Rolle für das Immunsystem des Körpers. Ein gesundes Verdauungssystem, das nicht unter toxischen oder parasitären Infektionen leidet, hilft dem Körper, sich gegen Krankheiten zu wehren.
- Die langsamere Passage durch den Darm hilft beim Abnehmen. Die Reinigung des Dickdarms beseitigt potenzielle Hindernisse für die Gewichtsabnahme, z. B. ballaststoffreiche Lebensmittel, die dazu neigen, sich im Dickdarm aufzuhalten.
- Mundgeruch kann durch schädliche Bakterien im Verdauungstrakt verursacht werden. Die Beseitigung dieser Bakterien durch eine Verdauungsreinigung verhindert, dass sie sich weiter vermehren.
- Durchfall und Verstopfung können durch Darmbakterien verursacht werden, die nicht richtig funktionieren. Wenn dies geschieht, kann der Dickdarm toxisch werden und zu Blähungen, Gasen und Parasiten führen. Die Behandlung der

Giftstoffe im Dickdarm durch die Ernährung kann helfen, die Verdauung wieder in den Normalzustand zu bringen.

- Um einen ausgeglichenen Gemütszustand zu erhalten, ist es von entscheidender Bedeutung, dass die Beseitigung von Giftstoffen aus unserer Darmflora emotionale Störungen lindern kann. Die Reinigung des Körpers von der giftigen Darmflora kann diese Störungen sogar behandeln.

Die ersten Schritte vor einer Reinigung

- Bevor Sie Ihren Darm mit natürlichen Heilmitteln reinigen, sollten Sie dies mit Ihrem Arzt besprechen. Es kann nämlich sein, dass einige dieser Methoden nicht bei jedem Menschen wirksam sind. Sie sollten auch in Erwägung ziehen, einen Fachmann um Rat zu fragen; dies können nur medizinische Fachkräfte tun.
- Trinken Sie viel Wasser, um hydriert zu bleiben. Dies hilft, eine gesunde Verdauung aufrechtzuerhalten, indem es die Wasserzufuhr des Körpers reguliert. Es wird empfohlen, täglich sechs bis acht Gläser warmes Wasser zu trinken, um den Dickdarm gründlich zu reinigen. Es ist auch hilfreich, viel frisches Obst und Gemüse mit hohem Wassergehalt zu essen, wie z. B. Tomaten oder Wassermelonen.
- Mischen Sie zwei Teelöffel Meersalz oder rosa Himalaya-Salz in einem Glas mit warmem Wasser und trinken Sie es auf nüchternen Magen. Dadurch wird die Funktion Ihres Dickdarms schnell

angeregt. Sie sollten es zweimal täglich trinken. Sein Geschmack lässt die Nützlichkeit dieser vitaminähnlichen Substanz vermuten. Es ist eine leicht durchzuführende Behandlung, da sie Zutaten aus dem täglichen Leben enthält.

- Wenn Sie ein Glas Wasser mit Honig und Zitrone gemischt trinken, kann das Ihre Verdauungsgesundheit verbessern. Sie müssen eine Zitrone in ein Glas auspressen, einen Teelöffel Honig und etwas Salz hinzufügen und das Ganze dann in leicht kochendes Wasser einrühren. Das liegt daran, dass die Mischung aus Säure und heißem Wasser die größeren Partikel im Magen zersetzt.

- Die Zugabe von zwei Esslöffeln Honig und zwei Esslöffeln Apfelessig in ein Glas Wasser ergibt einen wirksamen Essigtrunk für den Alltag. Sodbrennen kann mit Honig gemildert werden - haben Sie keine Angst!

- Idealerweise sollten Teeliebhaber Kräutertees verwenden, um ihren Darm zu reinigen. Tägliche Kräutertees mit Salbei, Pfefferminze oder Anis reinigen den Darm und entfernen schädliche Giftstoffe. Auch mit Aloe-vera-Tee kann man Verstopfung lindern.

- Trinken Sie einen selbstgemachten Aloe-vera-Saft. Geben Sie den Saft eines großen Aloe-vera-Blattes zu einer Tasse Zitronensaft, dem Darmreiniger schlechthin. Dadurch werden mögliche Schäden durch giftige Abfallstoffe im Verdauungstrakt reduziert. Nach zwei bis drei Tagen täglicher

116

Einnahme haben Sie Ihren Darm vollständig gereinigt.

- Die Ingwerwurzel hat entzündungshemmende Eigenschaften und verbessert die Gesundheit des Verdauungstrakts. Sie können sie roh verzehren, wenn Sie den Mut haben, sich mit einem besonders zitronigen und scharfen Geschmack auseinanderzusetzen. Sie können ihn auch als Tee zu sich nehmen. Geben Sie dazu ein Stück geschälten und gehackten Ingwer in einen Topf mit Wasser, um seinen Saft zu erzeugen, und erhitzen Sie etwa zwei Tassen Wasser mit dem Ingwersaft. Geben Sie dann eine viertel Tasse frisch gepressten Zitronensaft und einen Esslöffel Ingwersaft hinzu. Rühren Sie den Tee gut um und trinken Sie ihn in zwei bis drei Gaben über den Tag verteilt.

- Ballaststoffe in der Nahrung erhöhen die Anzahl der Stuhlgänge und die Menge der produzierten Fäkalien. Eine ballaststoffreiche Ernährung geht mit einer gesunden Darmflora einher. Denn Ballaststoffe tragen dazu bei, die guten Bakterien im Verdauungssystem zu ernähren.

- Sie sollten daher viele ballaststoffreiche Lebensmittel auf Ihre Einkaufsliste setzen, z. B. Nüsse, Hülsenfrüchte, Getreide und Gemüse.

- Es wird empfohlen, natürliche Säfte aus frischen Zutaten zuzubereiten, anstatt industriell hergestellte Säfte zu trinken. Die Menschen können diese Smoothies zur Reinigung des Dickdarms verwenden und der Mischung Ballaststoffe und Phytochemikalien hinzufügen. Beispiele sind Kiwis, Zitronen, Bananen, Äpfel mit Schale, Birnen

117

und Pflaumen. Es gibt auch ballaststoffreiche Smoothies, die mit Äpfeln mit Schale oder Pflaumen zubereitet werden.

- Einige Lebensmittel enthalten lebende Mikroorganismen, die als Probiotika gelten. Diese Mikroorganismen helfen dabei, den Dickdarm zu reinigen und die Anzahl der guten Bakterien im Darm zu erhöhen. Sie helfen auch dabei, regelmäßig Schleim aus dem Dickdarm zu entfernen, Blähungen zu reduzieren, Verstopfung zu lindern und zusätzliche Gase zu produzieren. Fermentierte Lebensmittel wie Apfelessig, Essiggurken, Käse und Joghurt enthalten hohe Mengen an Probiotika, die dem Körper helfen, Infektionen zu verhindern.

Das Fasten hingegen ist in letzter Zeit zu einer beliebten Methode der Darmreinigung geworden, die bei richtiger Durchführung sehr wirksam zu sein scheint.

Befürworter dieser Praxis behaupten, dass die Einschränkung der Nahrungsaufnahme für einen Zeitraum von bis zu 48 Stunden den Dickdarm entlastet und ihm eine Ruhepause verschafft, wodurch die ständige Aktivität, die er normalerweise hat, verlangsamt wird. Außerdem hilft es den Nieren und der Leber, schädliche Giftstoffe aus dem Körper zu entfernen. Es geht jedoch nicht darum, so lange wie möglich mit dem Essen aufzuhören, es geht nicht um Konkurrenz. Das Fasten muss professionell organisiert und überwacht werden und sollte immer von einem Arzt genehmigt werden.

Die zu berücksichtigenden Notizen sowie der empfohlene Rhythmus :

1. Wenn Sie sich auf eine Darmreinigung vorbereiten, insbesondere wenn diese in großem Umfang durchgeführt wird und mehrere Tage dauert, ist es ratsam, zu Hause zu bleiben und auf anstrengende körperliche Aktivitäten zu verzichten.

2. Es ist auch wichtig, dass Ihre Mahlzeiten gesund und leicht verdaulich sind. Am wichtigsten ist es, ballaststoffreiches Gemüse und Obst zu essen und es mit dem Eiweiß nicht zu übertreiben. Vermeiden Sie Milchprodukte und scharfe Speisen. Und trinken Sie viel Wasser, um eine Dehydrierung zu vermeiden.

3. Am Ende einer Darmreinigung ist es wichtig, die Darmbakterien ins Gleichgewicht zu bringen, da die meisten Bakterien bei der Entleerung wahrscheinlich ausgeschieden werden. Sie können Naturjoghurt oder bazillenhaltige Nahrungsergänzungsmittel einnehmen. Sauerkraut ist ebenfalls eine gute Option, da Kohl Glutamin enthält, das die Zellregeneration im Verdauungssystem stark anregt.

Laut Personen, die alternative Behandlungsmethoden unterstützen, sollte der Darm idealerweise zwei- bis dreimal pro Jahr gereinigt werden.

Wer es ausprobiert hat, wird sicherlich schon beim ersten Mal einige Effekte feststellen, die besten Ergebnisse aber wahrscheinlich erst ab dem dritten Mal erzielen.

Wie man den Dickdarm reinigt und die richtige Ernährung und das Fasten beibehält

Ein sauberer Dickdarm ist für den Körper von entscheidender Bedeutung, da er einer der Körperteile ist, der die meisten Nährstoffe aufnimmt, aber auch die meisten Giftstoffe ansammelt, was seine Funktion oder sogar die des gesamten Körpers beeinträchtigt.

Obwohl er die Fähigkeit hat, sich im Prozess der Abfallbeseitigung selbst zu reinigen, kann er manchmal überlastet sein und Schwierigkeiten haben, seine Funktion zu erfüllen. Als Folge davon sammeln sich laut der Website Better Health viele Abfallstoffe an, und da sie nicht ausgeschieden werden, gelangen sie in das Blut und in die Körperzellen.

Insbesondere spielt es eine zentrale Rolle im Verdauungsprozess, da es dafür verantwortlich ist, Giftstoffe auszuscheiden, die der Körper nicht benötigt. Außerdem hat es die Aufgabe, Wasser und Natrium zu absorbieren, um das Elektrolytgleichgewicht aufrechtzuerhalten.

Glücklicherweise gibt es Hausmittel, die alle schädlichen Stoffe aus dem Dickdarm entfernen und ihn auf natürliche Weise reinigen können:

Aloe vera

Aloe Vera ist nicht nur ein natürlicher Fettverbrenner, sondern kann auch die Darmfunktion verbessern. Dies geht aus einer Studie hervor, die vom **National Institute of Health** veröffentlicht wurde.

Zutaten

- Ein großes Glas Wasser
- Ein großer Stiel Aloe Vera

Vorbereitung

1. Waschen und öffnen Sie den Aloe-vera-Stamm, ernten Sie das Gel und geben Sie es in einen Mixer.

2. Fügen Sie ein großes Glas Mineralwasser hinzu und mischen Sie gut, bis das Gel flüssiger und homogener ist.
3. Bewahren Sie die Zubereitung im Kühlschrank auf, damit Sie sie kalt verzehren können.
4. Trinken Sie jeden Morgen auf nüchternen Magen ein Glas davon, aber wenn der Saft zu stark ist, können Sie Wasser hinzufügen, um die Darmreinigung zu unterstützen.
5. Es wird empfohlen, dieses natürliche Heilmittel an sieben aufeinanderfolgenden Tagen einzunehmen, dann eine Woche Pause zu machen und bei Bedarf wieder anzufangen.

Karottensaft

Selbstgemachter Karottensaft enthält Ballaststoffe und Antioxidantien, die zu einer besseren Darmfunktion beitragen und die Ausscheidung von Abfallstoffen aus dem Dickdarm fördern.

Zutaten
- Ein halbes Glas Wasser (125 ml)
- Drei Karotten

Vorbereitung
1. Waschen, schälen und schneiden Sie die Karotten in Stücke und pürieren Sie sie mit 1/2 Tasse Wasser in einem Mixer.
2. Achten Sie darauf, dass Sie ein klumpenfreies Getränk erhalten, und wenn es fertig ist, trinken Sie es sofort.

3. Servieren und trinken. Sie können einige Eiswürfel hinzufügen.

Chia

Chiasamen haben die Kraft, die Darmtätigkeit zu beeinflussen, da sie entzündungshemmende und reinigende Eigenschaften haben. Außerdem können sie Verstopfung vorbeugen und die Biodiversität der Darmflora verbessern, so das International Journal of Molecular Science.

Zutaten
- Saft einer Zitrone
- Drei Esslöffel Chiasamen
- Ein Liter Wasser

Vorbereitung
1. Geben Sie die drei Esslöffel Chiasamen in eine große Schüssel und fügen Sie Wasser hinzu. Achten Sie darauf, dass die Samen eine Stunde lang eingeweicht werden.
2. Bereiten Sie den Zitronensaft zu.
3. Wenn die Samen lange genug eingeweicht wurden, können Sie sehen, dass sie eine gelartige Textur angenommen haben. Wenn das nicht der Fall ist, müssen Sie sie länger einweichen, bis diese Textur auftritt.
4. Sobald er geliert, geben Sie den Zitronensaft in die Schüssel und rühren, bis alles gut vermischt ist.
5. Filtern Sie die Samen nicht, um ihre darmreinigenden Eigenschaften besser nutzen zu

können. Füllen Sie die Mischung in eine oder mehrere Flaschen, um sie einfach zu konsumieren.

6. Zunächst sollten Sie die Mischung mindestens zehn Minuten lang im Kühlschrank aufbewahren, bevor Sie diese Mischung aus Chiawasser und Zitrone trinken. Trinken Sie zwei Tassen pro Tag, eine auf nüchternen Magen und eine am Abend. Denken Sie daran, die Mischung immer im Kühlschrank aufzubewahren.

Papaya-Smoothie mit Haferflocken

Dieser Smoothie gilt als eine der besten Möglichkeiten, den Darm zu reinigen.

Laut dem World Sports Magazine in seiner Rubrik Gesundheit und Schönheit ist es nämlich die Frucht selbst, die aufgrund ihres hohen Ballaststoffgehalts und ihrer entgiftenden Kräfte zahlreiche reinigende Eigenschaften besitzt.

Zutaten

- Zucker oder Süßstoff je nach Geschmack.
- Drei Esslöffel Haferflocken
- Drei Scheiben kern- und schalenlose Papaya
- Eine Tasse Wasser

Vorbereitung

1. Geben Sie die gehackte Papaya, die drei Esslöffel Haferflocken und die Tasse Wasser in einen Mixer, sofern Sie das Getränk nicht etwas süßen möchten.
2. Mixen Sie zwei Minuten lang, bis Sie eine cremige Konsistenz erhalten.

3. Servieren Sie in einem Glas und dekorieren Sie es mit einigen Papayascheiben.

Zitrone

Es ist ein natürliches Desinfektionsmittel, sodass es in Kombination mit anderen eher abführenden Produkten wie Aloe Vera eine gründliche Reinigung gewährleistet.

Zutaten
- Saft einer Zitrone
- Ein halber Liter Wasser

Vorbereitung
1. Bringen Sie das Wasser einige Minuten lang zum Kochen, so dass es sehr heiß ist.
2. Pressen Sie den Zitronensaft aus, wenn das Wasser heiß wird, und stellen Sie ihn beiseite.
3. Wenn das Wasser heiß genug ist, nehmen Sie es vom Herd und geben Sie den Zitronensaft hinzu.
4. Lassen Sie ihn fünf Minuten lang stehen.
5. Trinken Sie dieses heiße Zitronenwasser auf nüchternen Magen so oft wie möglich, und wenn Sie noch etwas übrig haben, trinken Sie es den ganzen Morgen über, auch bei Zimmertemperatur.
6. Trinken Sie dieses Hausmittel sieben Tage lang jeden Morgen.
7. Fakultativ: Sie können einen Löffel Honig hinzufügen, damit der Geschmack noch besser wird.

Tipp: Sie sollten unbedingt beachten, dass diese Getränke in Maßen genossen werden sollten und einen

Ernährungsberater aufsuchen, um herauszufinden, welcher Körpertyp Ihnen am ehesten entspricht...

Kapitel 6: Gallensteine, diese schmerzhaften Gegner

Wenn die Leber zu viel Cholesterin produziert, wird es über die Galle in die Gallenblase transportiert, wo es sich zu größeren Partikeln, den sogenannten Gallensteinen, ansammelt.

Gallensteine verursachen Schmerzen im Oberbauch, die oft stundenlang anhalten.

Der Ultraschall kann Gallensteine genau aufdecken und es werden entsprechende Maßnahmen ergriffen. Die mit Gallensteinen verbundenen Komplikationen rechtfertigen die Entfernung der Gallenblase. Dazu gehören Schmerzen, die durch die Steine verursacht werden, oder andere Probleme wie Durchfall und Erbrechen.

Die Gallenblase ist ein kleines, birnenförmiges Organ unterhalb der Leber, das die Galle speichert, eine vom Organ produzierte Flüssigkeit, die die Verdauung fördert. Wenn der Körper Galle benötigt, z. B. wenn Sie etwas essen, zieht sich die Gallenblase normalerweise zusammen und drückt die Galle durch die Gallengänge in den Dünndarm.

Galle

Gallensteine sind die Hauptursache für Störungen der Gallenblase und des Gallengangs. Am stärksten gefährdet für die Bildung von Gallensteinen sind Menschen mit folgenden Besonderheiten:

- Weibliches Geschlecht
- Fortgeschrittenes Alter

- Ethnische Zugehörigkeit
- Fettleibigkeit
- Schneller Gewichtsverlust
- Kalorien- und fettreiche Ernährung
- Gallensteine in der Familiengeschichte

Die Daten der US-amerikanischen Studien können als Referenz für die Forschung in anderen Ländern dienen. Diesen Angaben zufolge haben etwa 20 % der Amerikaner über 65 Jahre dieses Problem, und 10 % der Gesamtbevölkerung sind davon betroffen.

Einige Steine, die die Gallenblasenkanäle verstopfen, werden als **Choledocholithiasis** bezeichnet. Diese können auch in die Gallenwege eindringen. Die Steine können sich sogar innerhalb der Gallenwege bilden, wenn sie groß genug sind.

Normalerweise verspüren die Menschen keine Symptome im Zusammenhang mit Gallensteinen. Wenn dies jedoch der Fall ist, muss das Problem behandelt werden, um weitere Komplikationen zu vermeiden. In den USA unterziehen sich jedes Jahr mehr als eine halbe Million Amerikaner einem chirurgischen Eingriff zur Entfernung der Gallenblase.

Kalziumkarbonat bildet häufig Gallensteine, wenn sich die Galle zu Cholesterin verfestigt. Sie können sich in der Gallenblase bilden, aber auch in den gemeinsamen Gallengang, die Ampulla Vateri oder den Ductus cysticus wandern.

Der Hauptbestandteil der meisten Gallensteine in der westlichen Welt ist Cholesterin, ein in der Galle gelöstes Fett, das sich nicht mit Wasser vermischt. Wenn die Leber zu viel Cholesterin produziert, wird die Galle übersättigt und bildet kleine, mit der Galle vermischte Kristalle, die

Cholesterinkristalle genannt werden. Diese kleinen Steine werden in der Gallenblase gelagert, bis sie Steine bilden.

Gallensteine vom Kalziumtyp bilden sich auf die gleiche Weise wie die anderen Arten von Gallensteinen. Bei den gebildeten Feststoffteilchen handelt es sich jedoch um Bilirubin, ein Pigment, das in der Galle vorkommt.

Beispiele hierfür sind **schwarze Pigmentsteine,** die in der Gallenblase gebildet werden, oder **braune Pigmentsteine**, die in den Gallengängen gebildet werden. Schwarze Steine können bei Menschen mit einer alkoholischen Lebererkrankung in der Vorgeschichte, bei älteren Menschen oder bei Menschen mit hämolytischer Anämie auftreten.

Ein braun pigmentierter Stein kann sich entwickeln, wenn die Gallenwege oder die Gallenblase infiziert oder beschädigt sind. Diese Verfärbungen können auch durch eine Obstruktion oder Verengung der Gallenwege oder der Gallenblase entstehen.

Cholesterinsteine können durch die **Ampulla Vateri,** den **Ductus cysticus** oder den gemeinsamen Gallengang in den Verdauungstrakt gelangen. Sie können auch innerhalb der Gallenblase verbleiben und den Körper daran hindern, die Steine in die Gallenwege abzutransportieren. Gallensteine stammen in der Regel aus der Gallenblase und verbleiben in den Gallenwegen.

Wenn sich die Gallenwege verengen oder verschließen, kann es zu bakteriellen Infektionen kommen.

Wenn die Gallenblase die Galle nicht richtig ausstößt, kann sich in der Gallenblase ein Material entwickeln, das als Gallenschlamm bezeichnet wird. Gallenschlamm besteht aus mikroskopisch kleinen Partikeln aus Kalziumsalzen, Bilirubin und Cholesterin, die zu klein sind, um mit bloßem

Auge sichtbar zu sein. Wenn die ursprüngliche Ursache des Gallenschlamms behoben wird, z. B. während einer Schwangerschaft, verschwindet er in der Regel mit den begleitenden Symptomen. Gallenschlamm kann jedoch auch zur Bildung von Gallensteinen in der Leber führen und die Gallenwege blockieren.

Symptome von Gallensteinen

Häufig treten die Symptome erst nach Jahren auf, bei 80 % der Patienten mit Gallensteinen sogar erst nach Jahrzehnten. In einigen Fällen sind die Symptome noch nicht sichtbar, wenn die Steine die Gallenblase verlassen haben.

Gallensteine verursachen starke Schmerzen, die als Gallenkolik bezeichnet werden. Wenn sie den gemeinsamen Gallengang, den **Ductus cysticus** oder die **Ampulla Vateri** blockieren, reizen sie die Gallenblase und entzünden sie.

Dies kann zu erheblichen Beschwerden im Bereich der Rippen, in der Mitte des Oberbauchs und meist unterhalb der rechten Seite des Brustkorbs führen. Es ist in der Regel schwierig, den genauen Ort zu bestimmen; dies gilt insbesondere für Diabetiker und ältere Menschen. Der Schmerz nimmt in der Regel 15 Minuten bis 1 Stunde lang an Intensität zu und bleibt dann bis zu 12 Stunden lang stabil. In der Notaufnahme erbrechen sich die Patienten häufig und haben extreme Magenschmerzen. Ihre Schmerzen klingen in der Regel nach 1 bis 90 Minuten ab, aber einige Patienten müssen sofort ins Krankenhaus eingeliefert werden.

Eine Gallenkolik kann nur auftreten, wenn eine Person eine große Menge an Nahrung zu sich nimmt. Unabhängig davon, ob die verzehrte Nahrung Fettsäuren enthält, tritt die

Übelkeit nur bei einer Gallenkolik auf. Gasbildung und/oder starke Bauchbeschwerden werden nicht mit einer Gallenkolik in Verbindung gebracht.

Bei mehreren Patienten mit Episoden von Gallenkoliken bessern sich die Symptome spontan. Dennoch verspüren 20-40 % dieser Personen jedes Jahr noch Schmerzen. Darüber hinaus können bei einigen Patienten Komplikationen auftreten.

In extremen Fällen entzündet sich die Gallenblase und wird als akute Cholezystitis diagnostiziert. In diesem Fall vermehren sich die Bakterien in der Gallenblase und es kann zu einer Infektion kommen. Sehr häufig führt eine Entzündung der Gallenblase zu Fieber.

Die Verstopfung der Gallengänge oder der Vaterschen Ampulle ist schädlicher als die Verstopfung des Gallenblasengangs. Wenn die Gallengangsobstruktion zu einer Erweiterung der Gänge führt, kann die Person Fieber, Schüttelfrost und Gelbfärbung der Haut und der Augen bekommen. Außerdem kann die Gallengangobstruktion zu einer Erweiterung der Gallenwege führen, was Müdigkeit oder graue Haut verursachen kann. Diese Kombination von Symptomen kann zu schweren bakteriellen Infektionen führen, die als Sepsis und akute Cholangitis bezeichnet werden. Bakterien, die in den Blutkreislauf gelangt sind, können schwere Infektionen in anderen Teilen des Körpers verursachen. Dazu gehört auch die Bildung von Eitertaschen oder Abszessen in der Leber.

Gelbsucht

Eine Entzündung der Bauchspeicheldrüse oder Pankreatitis kann durch eine Verstopfung der Ampulla Vateri verursacht werden. Die "großen Steine", die diese Öffnung blockieren, können auch den Pankreasgang verstopfen, was zu starken Schmerzen und einer Pankreatitis führt.

Wenn Gallensteine eine schwere Entzündung der Gallenblase verursachen, kann die Wand der Gallenblase erodieren und sogar reißen. Der Inhalt der Gallenblase fließt dann in die Bauchhöhle und verursacht eine Bauchfellentzündung (Peritonitis). Gallensteine können einen Darmverschluss namens Ileus verursachen, wenn sie über die Harnwege oder den Dickdarm in den Körper gelangen. Dieser Effekt tritt eher bei älteren Menschen auf.

- Aufstoßen und Blähungen werden nicht durch Gallensteine verursacht.
- Etwa 80 % der Gallensteine verursachen keine Symptome oder andere Probleme...
- Um das Vorhandensein von Gallensteinen zu bestätigen, muss ein Fachmann eine Untersuchung durchführen.
- Um das Innere zu untersuchen, kann eine medizinische Fachkraft einen Ultraschall oder ein anderes bildgebendes Verfahren durchführen.
- Ärzte vermuten Gallensteine in der Regel aufgrund der Schmerzen, die mit einer Entzündung der Gallenblase einhergehen. Manchmal werden sie bei einer Ultraschalluntersuchung entdeckt, die aus einem anderen Grund durchgeführt wird.
- Gallensteine in der Gallenblase werden in der Regel mit einer Genauigkeit von 95 % durch Ultraschall diagnostiziert. Diese Methode ist auch genau bei der Bestimmung von Steinen in den Gallengängen. Sie ist jedoch weniger effektiv bei der

Identifizierung von Steinen in den Gängen, die zu einer Erweiterung der Gallenwege geführt haben. Manchmal sind weitere Untersuchungen erforderlich, um zu einer Diagnose zu gelangen.

CT und MRT werden eingesetzt, um Gallensteine in der Gallenblase zu erkennen.

Die endoskopische retrograde Cholangiopankreatikographie, kurz ERCP, ist ein Verfahren, das verwendet wird, um Gallensteine in der Gallenblase zu finden, die eine Pankreatitis verursachen. Eine Magnetresonanzcholangiopankreatikografie, kurz MRCP, kann ebenfalls verwendet werden, um Pankreatitissteine zu sehen, wenn die ERCP nicht eindeutig ist.

Bei der endoskopischen Ultraschalluntersuchung verwendet der Arzt ein Endoskop, das an seiner Spitze ein kleines Ultraschallgerät hat. Es wird mithilfe eines Instruments, das Endoskop genannt wird, in den Magen und den Dünndarm eingeführt. Dadurch können die Strukturen besser gesehen werden als bei der herkömmlichen Ultraschalluntersuchung.

Ein flexibles Endoskop wird durch den Mund in den Verdauungstrakt eingeführt. Ein kleiner Katheter wird dann in den Kanal eingeführt, der den Pankreasgang vom gemeinsamen Gallengang trennt. Durch den Katheter wird ein für Röntgenstrahlen sichtbares Kontrastmittel in die Gallengänge injiziert. Anschließend werden Röntgenaufnahmen des Körpers gemacht, um eventuell vorhandene Anomalien festzustellen. Dieses chirurgische Verfahren ist unter der Bezeichnung ERCP bekannt.

Gallensteine in den Gallenwegen können den Blutfluss blockieren und zu abnormalen Ergebnissen bei Bluttests führen. Dies kann vorkommen, wenn die Leber geschädigt ist und nicht richtig funktioniert. In Fällen, in denen die Steine die Gallenwege blockieren, weisen die Ergebnisse auf eine abnormale Leberfunktion hin. Das bedeutet, dass sich die Galle in der Leber nicht bewegt oder zum Stillstand gekommen ist. Neben hohen Enzym- und Bilirubinwerten kündigt dies häufig weitere Komplikationen an.

Behandlung

Die Cholezystektomie ist ein chirurgischer Eingriff, bei dem die Gallenblase entfernt wird. Diese chirurgische Maßnahme wird durchgeführt, wenn die Gallenblase ein extremes Stadium der Erkrankung erreicht hat.
Es gibt auch Medikamente, die Gallensteine auflösen, es kommt darauf an, wie ernst es dem Patienten geht.
Gallensteine können auch durch eine endoskopische retrograde **Cholangiopankreatikografie**, kurz ERCP, entfernt werden.
Wenn die Gallensteine keine Symptome verursachen, wird empfohlen, sie nicht zu behandeln. Ernährungsumstellungen, wie die Reduzierung von Fett in der Nahrung, sind nicht hilfreich, wenn die Gallensteine Schmerzen verursachen.
Ein chirurgischer Eingriff zur Entfernung der Gallenblase ist hingegen erforderlich, wenn die Steine wiederholte Episoden akuter Schmerzen verursachen. Dies beugt Verdauungsproblemen vor, die durch Gallenkoliken verursacht werden, beeinträchtigt aber nicht die normale Funktion des Körpers. Nach der Operation müssen die

Patienten keine Einschränkungen bei der Nahrungsaufnahme mehr hinnehmen. Bei einer Cholezystektomie sucht der Arzt auch nach Steinen in den Gallenwegen.

Ein Laparoskop ist ein kleiner Beobachtungsschlauch, der in der Regel bei etwa 90 % der **Cholezystektomien** verwendet wird. Es wird in den Bauchraum des Patienten eingeführt, nachdem einige kleine Schnitte vorgenommen wurden.

Nach der Entfernung der Gallenblase mithilfe von chirurgischen Instrumenten fühlen sich die Patienten besser und es treten weniger Komplikationen auf. Durch die Anwendung der **laparoskopischen Cholezystektomie** können sich die Patienten schneller erholen und sehen nach der Operation besser aus, da bei anderen **Cholezystektomieverfahren** große Einschnitte in die Bauchdecke vorgenommen werden müssen.

In manchen Fällen können verschiedene Medikamente dabei helfen, Gallensteine loszuwerden. Das häufigste ist Ursodesoxycholsäure, die oral eingenommen werden kann. Dieser löst kleine Steine in etwa sechs Monaten auf, während größere Steine innerhalb von zwei Jahren aufgelöst werden können.

Diese Medikamente können auch bei der Entfernung von Cholesterinsteinen helfen, die die Gallenblase nicht blockieren, da diese sich normalerweise nicht auflösen. Die Einnahme von Medikamenten, um sie aufzulösen, hat daher größere Erfolgsaussichten. Therapeuten wenden diese Behandlung gelegentlich an, wenn eine Operation für ihre Patienten zu gefährlich wird. Beispielsweise ist diese Methode bei Menschen mit schweren Gesundheitsproblemen sinnvoll, bei denen ein chirurgischer

Eingriff unwahrscheinlich ist. Denn die Ärzte können die Steine nicht auflösen, ohne einen erheblichen Teil des gesunden Gewebes des Patienten zu entfernen.

Die Einnahme von **Ursodeoxycholsäure** kann übergewichtigen Menschen, die sich einer Operation zur Gewichtsabnahme unterziehen oder eine sehr kalorienarme Diät einhalten, dabei helfen, die Bildung von Steinen zu verhindern.

Steine im Gallengang

Bei der **endoskopischen Sphinkterotomie** werden die Steine mithilfe eines Instruments, das durch ein Endoskop geführt wird, aus dem Gallengang entfernt. Der Gallengang ist über den Schließmuskel (Sphinkter Oddi) mit dem Dünndarm verbunden und die Steine können bei diesem Verfahren entfernt werden. Es ist auch möglich, das Ende des Gallengangs abzuschneiden und den Gallengang zu erweitern.

Das Endoskop stellt eine alternative Methode zur Entfernung von Steinen dar, die nicht auf natürliche Weise in den Dünndarm fallen, nachdem sie durch einen Einschnitt entfernt wurden. Bei dieser Methode wird ein korbförmiger Katheter eingeführt, der mit einem Endoskop ausgestattet ist.

Wenn die Steine später versuchen, durch das Ende des Gallengangs zu gelangen, ist es möglich, dass sie die große, durch einen Einschnitt entstandene Öffnung nutzen. Dies funktioniert jedoch nicht bei Gallensteinen, die sich in der Gallenblase befinden.

Die endoskopische Entfernung des Magenmuskels mittels ERCP führt zu einer Erfolgsquote von 90 %. Allerdings treten bei bis zu 7 % der Patienten kurz nach dem Eingriff Komplikationen auf. Die ERCP mit endoskopischer Sphinkterotomie gilt als wesentlich sicherer als die offene Bauchchirurgie.

In der Folge entwickeln einige Menschen mit chronisch-entzündlichen Darmerkrankungen, kurz IBD, Komplikationen wie Pankreatitis oder eine Perforation des Gallengangs.

Außerdem kommt es bei manchen Menschen aufgrund einer Entzündung der Gallenwege zu Obstruktionen im Zusammenhang mit einer Pankreatitis. Andere entwickeln infolge einer Pankreatitis Blutungskomplikationen.

Wenn die Gallenblase nicht entfernt wird, können die Steine in die Gänge wandern und zu wiederholten Blockaden des Gallensystems führen. Daher wird bei den meisten Personen, die sich einer ERCP und einer endoskopischen Sphinkterotomie unterzogen haben, die Gallenblase später laparoskopisch entfernt.

Die richtige Ernährung ist der Schlüssel zu einer gesunden Gallenblase

Fette werden von der Leber über die Gallenblase verdaut. Die Gallenblase speichert die Galle und gibt sie in den oberen Teil des Dünndarms ab, wenn sie die Nahrung erkennt.

Sie dient als Speicherort für die in dem Organ produzierte Galle. Sie hilft auch bei der effizienten Verdauung von Nahrung, indem sie den Inhalt ihrer Speicherung im Dünndarm freisetzt.

Die Gallenblase kann jedoch eine Blockade oder Entzündung erleiden. Dies kann zu einer **Cholezystitis** führen, was eine Entzündung ist, oder zu einer Cholelithiasis, wenn sich Steine bilden und ihren Ausgang blockieren. Es gibt nicht viel, was Sie tun können, um zu verhindern, dass dies geschieht. Es gibt jedoch einige Maßnahmen, die Sie ergreifen können, um die allgemeine Gesundheit der Gallenblase zu verbessern.

Die Forschung des Experten zeigt, dass die Menschen ihren Fettkonsum generell reduzieren sollten. Tatsächlich sollten Vegetarier und Veganer Olivenöl anstelle von tierischen oder frittierten Fetten verwenden. Auch Menschen, die keine Vegetarier oder Veganer sind, können Olivenöl verwenden. Darüber hinaus sollten sie ihren Konsum von Cholesterin, Brot, Reis, Nudeln und anderen komplexen Kohlenhydraten einschränken. Außerdem sollten sie Zucker und fettes Fleisch meiden.

Es ist wichtig, dass sie keine sprudelnden Lebensmittel und kohlensäurehaltigen Getränke konsumieren. Sie sollten auch in Erwägung ziehen, Kuchen und andere Süßigkeiten zu meiden.

Die Experten für Endokrinologie und Ernährung am Hospital General Universitario de Valencia haben sich eingehend mit dem Thema befasst und sind zu folgenden Schlussfolgerungen gekommen:

- Um die Wahrscheinlichkeit der Entwicklung von Gallensteinen zu verringern, ist eine kalzium- und ballaststoffreiche Ernährung mit ausreichend Vitamin C erforderlich. Dadurch wird verhindert, dass sich die Galle so stark konzentriert, dass sie gesättigt ist.

- Die Speisen sollten mit Zitrone, Fenchel, Kräutern und Salz gewürzt werden. Diese Zutaten sorgen dafür, dass die Speisen weicher werden.
- Sie sollten Rosenkohl, Blumenkohl, Artischocken und Kohl von Ihrem Speiseplan streichen. Meiden Sie auch Vollkornprodukte und Hülsenfrüchte, die Blähungen verursachen.
- Nehmen Sie Hülsenfrüchte in Form von püriertem Gemüse oder gesiebtem Pulver in Ihre Ernährung auf.
- Große Mengen an Fleisch, Geflügel, Eiern und Fisch sollten nicht verzehrt werden.
- Lebensmittel, die reich an einfachen Zuckern sind, Fisch aus der Dose oder geräucherter Fisch und Vollmilchprodukte sind tabu.
- Alkohol und Tabak sind verboten.
- Am besten ist es, Olivenöl zu verwenden, das nicht verarbeitet wurde. Im Allgemeinen sind Lebensmittel, die nicht verarbeitet wurden, leichter verdaulich.
- Es wird empfohlen, jeden Tag 30 Minuten lang zu gehen, da dies eine einfache, angenehme und gesunde Form der Bewegung ist.

Symptome der Cholezystitis

Wie Morales Conde erklärt, ist die Cholezystitis eine Krankheit, die mit der Gesundheit der Gallenblase zusammenhängt. Es handelt sich um eine Entzündung der Gallenblasenwände, die zu Bauchschmerzen führt, die meist in der Mitte oder auf der rechten Seite des Bauches auftreten.

Carlos Suárez, medizinisch-chirurgischer Spezialist für Verdauungskrankheiten, enthüllt, dass es sich in 90 bis 95 % der Fälle um Gallensteine handelt, die den Abfluss blockieren. In 5-10 % der Fälle handelt es sich um eine kalzifizierende Cholezystitis, die auch ohne Gallensteine auftreten kann. Laut **Hartman** handelt es sich bei den restlichen Fällen um akute Entzündungen der Gallenblase.

Morales Conde zählt die Symptome auf, die mit dieser Krankheit einhergehen: Unwohlsein, hohes Fieber und die **Schwierigkeiten**, bestimmte Nahrungsmittel zu essen.

Carlos Suárez zufolge ist es wichtig zu wissen, dass bis zu 75 % der Patienten mit akuten Entzündungen schon einmal einen Anfall von Gallenpankreatitis hatten. Er glaubt auch, dass die Schmerzen der Gallenpankreatitis, die in den restlichen Bauchraum, den Rücken oder sogar das ipsilaterale Schulterblatt ausstrahlen können, bei einer Entzündung der Gallenblasenwand viel stärker werden können.

Übelkeit, Erbrechen und eine lokalisierte Empfindlichkeit im Bereich der Gallenblase können zu den Symptomen einer Cholezystitis gehören, so Dr. **Suarez.**

Was ist bei einer Entfernung der Gallenblase zu tun?

Morales Conde sagte, dass jeder Patient mit Cholelithiasis die Gallenblase entfernen lassen sollte, da Komplikationen wie Pankreatitis, Cholezystitis, Cholangitis und Choledocholithiasis wahrscheinlich sind. Es ist wahrscheinlich, dass diese Komplikationen über einen kürzeren oder längeren Zeitraum auftreten.

Es gibt keine genauen Statistiken, die exakt vorhersagen, welche Patienten Symptome oder Komplikationen einer asymptomatischen Cholezystitis entwickeln werden.

Da einige Patienten überhaupt keine Symptome aufweisen, zweifeln viele Menschen an der Existenz dieser Krankheit.

Außerdem gibt es keine genauen Beweise dafür, warum manche Patienten Komplikationen entwickeln und andere nicht.

Daher empfehlen Angehörige der Gesundheitsberufe die Cholezystektomie bei Patienten, bei denen die Gefahr besteht, dass sie Fälle von gangränöser Cholezystitis entwickeln, wie z. B. Diabetespatienten.

Laut **Suarez** handelt es sich bei Gallensteinen, die entzündet sind, um Cholezystitis, die als pathologischer Zustand angesehen wird. In den Fällen, in denen eine Behandlung erlaubt ist, wird eine Cholezystektomie empfohlen, da es unmöglich sein wird, die Gallensteine zu reparieren.

Wie wird dieser chirurgische Eingriff durchgeführt?

Aktuelle Eingriffe werden in der Regel laparoskopisch durchgeführt, aber bei zukünftigen Eingriffen ist es besser, nach Abschluss des Verfahrens zu einer offenen Operation überzugehen.

Wie können Nahrungsmittel dabei helfen, Gallensteine loszuwerden?

Um Ihnen zu helfen, finden Sie hier einige nützliche Heilmittel, die dieses Leiden lindern können.

Pfefferminztee

Pfefferminze gehört zu den Kräutern mit entzündungshemmenden Eigenschaften, mit denen die

Symptome, die zu Gallensteinen führen, unter Kontrolle gebracht werden können. Wichtig ist, dass das Terpen, das einer der Wirkstoffe ist, dazu beiträgt, diese Stoffe aufzulösen und Blockaden zu verhindern.

Zutaten

- 1 Esslöffel Minzblätter (10 g)
- 7,5 g Honig (1 Teelöffel)
- Eine Tasse Wasser (250 ml)

Vorbereitung

1. Bringen Sie eine Tasse Wasser zum Kochen.
2. Geben Sie die Minzblätter dazu.
3. 10 Minuten stehen lassen, abseihen und mit Honig süßen.

Wie soll man es verzehren?

- Trinken Sie eine Tasse auf nüchternen Magen und wiederholen Sie dies zwei- bis dreimal am Tag.
- Drei Wochen lang verzehren.

Löwenzahntee

Die diätetischen Eigenschaften des Löwenzahns eignen sich hervorragend zur Behandlung von Gallensteinen und Fettleber.

Dank seiner natürlichen Eigenschaften erleichtert dieses Produkt den Fettstoffwechsel, wodurch die Ansammlung von Cholesterin und Galle kontrolliert werden kann.

Zutaten

- 1 Tasse Wasser (250 ml)
- 1 Esslöffel Löwenzahn (10 g)

Vorbereitung

1. Geben Sie den Löwenzahn in eine Tasse heißes Wasser.
2. Decken Sie die Tasse ab und lassen Sie sie 10 Minuten lang stehen.

Wie soll man es verzehren?
- Trinken Sie dieses Getränk zwei bis drei Mal täglich zwei Wochen lang.

Olivenöl und Zitronensaft

Olivenöl mit Zitrusfrüchten hingegen wird seit der Antike als natürliches Nahrungsergänzungsmittel zur Behandlung von Gallensteinen verwendet.

Die hohe Dosis an Vitamin C, essentiellen Fettsäuren und Mineralien fördert die Entgiftung der Leber und reguliert den Cholesterinspiegel.

Außerdem enthält sie eine Substanz mit der Bezeichnung Limonoid, die, wenn sie aufgenommen wird, den Abbau von Gallensteinen in der Gallenblase fördert.

Zutaten
- 1 Esslöffel Zitronensaft (10 ml)
- 1 Esslöffel Olivenöl (16 g)

Vorbereitung
1. Vermischen Sie das Olivenöl mit dem Zitronensaft.

Art des Konsums
- Trinken Sie diese Mischung mindestens drei Wochen lang jeden Tag auf nüchternen Magen.

Artischockenwasser

Die Artischocke besitzt die Kraft, Gallensteine zu zersetzen und gleichzeitig den Cholesterin- und Lipidspiegel im Lebergewebe zu senken.

Es enthält den Wirkstoff **Cynarin**, dessen anabole Wirkung die Gallenblase stärkt und gleichzeitig die Ausscheidung von überschüssiger Gallenflüssigkeit fördert.

Zutaten
- 3 Tassen Wasser (750 ml)
- 1 Artischocke

Vorbereitung
1. Schneiden Sie die Artischocke in Stücke und bringen Sie sie mit Wasser zum Kochen.
2. Lassen Sie ihn 3 Minuten lang auf dem Herd stehen.
3. Warten Sie, bis er eine ideale Trinktemperatur erreicht hat.

Wie soll man es verzehren?
- Trinken Sie vor jeder Mahlzeit eine Tasse Artischockenwasser.
- Führen Sie diese Behandlung zwei Wochen lang durch.

Aufguss aus Avocadoblättern

Ein selbst gemachtes Getränk aus Avocadoblättern ist ein altes Naturheilmittel, das beim Abbau von Gallensteinen hilft, um die von ihnen verursachten Schmerzen und Verdauungsbeschwerden zu lindern.

Zutaten

- 2 Tassen Wasser (500 ml)
- 3 Esslöffel gehackte Avocadoblätter (30 g)

Vorbereitung

1. Bringen Sie das Wasser zum Kochen.
2. Geben Sie die gehackten Blätter hinzu.
3. Lassen Sie es stehen, filtern Sie es ab und trinken Sie es.

Wie soll man es verzehren?

- Trinken Sie eine Tasse auf nüchternen Magen und wiederholen Sie den Vorgang am Nachmittag.
- Halten Sie sich drei Wochen lang an dieses Ritual.

Schließlich sollten Sie nicht vergessen, dass es neben den hier genannten Heilmitteln auch wichtig ist, Ihre Ernährung und Ihren Lebensstil zu verbessern, um diese Erkrankung zu bekämpfen.

Daher ist eine fett- und kalorienarme Ernährung entscheidend, um mit diesen Behandlungen gute Ergebnisse zu erzielen.

Hier sind weitere Heilmittel, die Sie vorbereiten können, um die Symptome zu lindern und zu heilen :

Löwenzahn

Diese Pflanze ist dafür bekannt, Verdauungsprobleme zu bekämpfen. Noch wichtiger ist jedoch, dass sich ihre Wirkung vor allem auf die Leber und die Gallenblase konzentriert. Deshalb hilft Ihnen die Zubereitung eines

Löwenzahntees dabei, Ihren Blutkreislauf anzuregen, um Steine auf natürliche Weise zu entfernen.

Schwarzer Rettich

Dieses Wurzelgemüse ist ein hervorragender Verbündeter gegen Cholesterin, was sich auch auf die Vorbeugung und Beseitigung von Cholesterinsteinen auswirkt. Außerdem trägt es dank seiner antioxidativen Wirkung dazu bei, die Ansammlung von Fett in der Leber zu verringern und die Folgen des Alterns zu mildern.

Ätherisches Öl aus Pfefferminze

Pfefferminze kann auf zwei verschiedene Arten eingenommen werden: als Öl und als Aufguss. Das Öl kann täglich eingenommen werden, allerdings nur in kleinen Mengen (ca. 0,2 ml/Tag). Zwei Teelöffel getrocknete Pfefferminzblätter reichen aus, um Ihren Aufguss zuzubereiten.

Artischocke

Die Artischocke kann zur Behandlung vieler Beschwerden wie Anämie, Hämorrhoiden, Lungenentzündung und Rheuma eingesetzt werden. Es wurde jedoch auch nachgewiesen, dass sie im Körper wirkt, um die Gallenproduktion anzuregen, was dazu beiträgt, diese Steine zu verhindern oder sogar zu beseitigen.

Kurkuma

Kurkuma ist für seine zahlreichen Vorteile bekannt, wie z. B. Gewichtsverlust oder die Verbesserung von Hautkrankheiten wie Schuppenflechte. Kurkuma überrascht uns jedoch immer wieder, denn es hat auch eine entzündungshemmende Wirkung, die die Leber verbessert und entgiftet.

Thistle Marie

Seit vielen Jahren wird diese **Thistle** als natürliches Heilmittel verwendet, um bei Leberproblemen zu helfen. Daher ist sie dank einer Verbindung namens Silymarin auch sehr hilfreich bei der Beseitigung von Gallensteinen. Trinken Sie diesen **Thistle** oder kaufen Sie ein Nahrungsergänzungsmittel, das diesen Inhaltsstoff enthält, und Sie werden sehen, wie Ihre Gallensteine innerhalb weniger Tage verschwinden.

Es gibt, zahlreiche Hausmittel, die Ihnen nicht nur helfen können, Gallensteine loszuwerden, sondern auch die von ihnen verursachten Schmerzen zu lindern oder sogar ihr Auftreten zu verhindern.

Nehmen Sie also ruhig von Zeit zu Zeit einige der oben genannten Kräutertees zu sich. Sie haben praktisch keine Kontraindikationen, da sie völlig natürlich sind. Daher können Sie sie problemlos so oft einnehmen, wie Sie möchten, um die Entstehung von Gallensteinen zu verhindern.

Kapitel 7: Wochenmenü, um mit dem intermittierenden Fasten zu beginnen, auf sein Gewicht, seine Gesundheit, seine Leber und seine Gallenblase zu pflegen

In diesem Kapitel werden wir Ihnen einige Rezepte vorstellen, mit denen Sie anfangen können, nach längerem Fasten für Ihre Gesundheit zu sorgen. Jedes Gericht ist so zubereitet, dass es nicht zu schwer ist und die Stunden ohne Nahrung nicht beeinträchtigt.

Gebackener Seehecht mit Kartoffeln, Zwiebeln und Orange

Zutaten

- Natives Olivenöl extra
- 50 ml Gemüse- oder Fischbrühe oder 50 ml Wasser
- 1 Zwiebel
- Provenzalische Kräuter nach Geschmack
- 500 g dicke Seehechtfilets
- 2 Orangen (oder 3-4 Mandarinen)
- 2 mittelgroße Kartoffeln (oder 1 große)
- Frische Petersilie
- Schwarzer Pfeffer
- Salz
- 50 ml Cidre oder Weißwein (oder Wasser)

Vorbereitung

1. Heizen Sie den Backofen auf 180° C vor und wählen Sie eine Form, die der Größe der Seelachsfilets entspricht. Verteilen Sie etwas Olivenöl auf dem Boden, um ihn leicht zu fetten, oder verwenden Sie Backpapier.

2. Waschen und schälen Sie die Kartoffeln. Schneiden Sie sie in gleichmäßig große Scheiben und verteilen Sie sie auf dem Boden, ohne ihn zu überladen. Geben Sie die geschälte und gehackte Zwiebel hinzu. Würzen Sie leicht und fügen Sie nach Geschmack Kräuter der Provence hinzu.

3. Waschen Sie die Orangen. Entsaften Sie eine von ihnen und mischen Sie sie mit der Brühe und dem Weißwein oder dem Apfelwein oder dem Wasser. Gießen Sie diese Mischung über das Gemüse und braten Sie es 20-25 Minuten lang. Nehmen Sie die Form aus dem Ofen und achten Sie darauf, dass Sie sich nicht verbrennen.

4. Legen Sie den Seelachs mit der Hautseite nach unten darauf. Mit schwarzem Pfeffer und Kräutern der Provence würzen. Schneiden Sie die Hälfte der beiseite gelegten Orange in Scheiben und pressen Sie den Saft der anderen Hälfte über dem Seelachs aus. Legen Sie die Orangenscheiben auf den Fisch.

5. Weitere ca. 15 Minuten je nach Dicke des Fisches kochen, bis sich das Fleisch leicht trennen lässt bzw. nicht mehr roh ist. Man kann den Saft der gegrillten Orangen auspressen oder sie einfach so servieren. Mit frisch gehackter Petersilie servieren.

Quinoa-Salat mit Kalbsfilet und Avocado

Zutaten

- Natives Olivenöl extra
- 5 ml scharfe Chipotle-Sauce (optional)
- 1/2 Avocado
- 1 mittelgroße rote Zwiebel
- 1 Kopfsalat
- Gewürze nach Belieben (süße und scharfe Paprika, Kreuzkümmel, Knoblauchpulver, Chilischoten...)
- 1 Kalbsfilet
- 1 gelbe oder grüne Zitrone
- Frische Petersilie oder Koriander
- Gemahlener schwarzer Pfeffer
- 1 grüne Paprikaschote
- 50 g gekochte Quinoa (ca.)
- Salz
- 1 Tomate

Vorbereitung

1. Mit diesem Rezept können Sie übrig gebliebene Quinoa verwerten. Sie können immer noch eine größere Menge kochen, um Salate zuzubereiten, und den Rest für andere Gerichte aufbewahren. Wie auch immer: Kochen Sie ihn nach Packungsanweisung, trennen Sie dann knapp 50 g (oder mehr, je nach Lust und Laune) ab und lassen Sie ihn abkühlen.

2. Trocknen Sie das Fleisch gut mit Küchenpapier ab, salzen und pfeffern Sie es, würzen Sie es mit der

Gewürzmischung und massieren Sie das Filet gut ein. Grillen Sie es, indem Sie auf beiden Seiten eine Markierung anbringen und achten Sie darauf, dass es nicht zu lange gegrillt wird. Die Grillzeit hängt von der Dicke des Kalbsfilets ab. Lassen Sie das Fleisch 2 Minuten lang abkühlen und schneiden Sie es dann in Streifen.

3. Waschen Sie die Paprika, den Salat und die Tomate, trocknen Sie sie und schneiden Sie sie in Stücke. Schälen Sie die Zwiebel und schneiden Sie sie in feine Streifen oder Würfel. Schneiden Sie die halbe Avocado ebenfalls in kleine Stücke.

4. Legen Sie die Quinoa auf den Boden eines Tellers oder einer Schüssel, salzen, pfeffern, würzen und mit etwas Olivenöl beträufeln. Verteilen Sie alle Zutaten auf der Quinoa und geben Sie das Kalbfleisch dazu. Nach Belieben mit etwas scharfer Soße abschmecken.

5. Runden Sie den Salat mit Olivenöl, gelbem oder grünem Zitronensaft und frisch gehackter Petersilie oder Koriander ab.

Vegetarische Burritos aus schwarzen Bohnen mit Vollkornreis

Zutaten

- 1 Esslöffel gelber oder grüner Zitronensaft
- 1 Tasse gekochte schwarze Bohnen
- 1/2 reife Avocado
- 1/2 Tasse gekochter Vollkornreis
- 100 ml Naturjoghurt

- 2 Teelöffel Bierhefeflocken
- 4 kleine (oder 2 große) Tortillas aus Weizen oder Mais (vorzugsweise Vollkorn)
- Frische Petersilie oder Koriander
- Schwarzer Pfeffer und Salz
- Einige Blätter grüner Salat (Endivie, Eichblatt, Rucola, Römer- oder Eisbergsalat, Feldsalat usw.).

Vorbereitung

1. Das Zusammensetzen des Burritos kostet nicht viel Zeit, sobald die Bohnen und der Reis bereits gekocht sind. Sie können auch Gemüse aus der Dose verwenden, müssen es aber gründlich mit kaltem Wasser abspülen.
2. Die Größe der Tortillas bestimmt die Menge für einen Burrito oder zwei kleine Burritos pro Person. Verteilen Sie einige Salatblätter in der Mitte jeder Tortilla und bestreuen Sie sie mit den gut abgetropften schwarzen Bohnen. Fügen Sie den Vollkornreis hinzu, würzen Sie leicht mit Salz und Pfeffer und fügen Sie anschließend die Hefeflocken hinzu.
3. Entfernen Sie das Fruchtfleisch aus der Avocado und rühren Sie den Joghurt, den Zitronensaft und die gehackte Petersilie oder den Koriander mit einer Gabel unter. Mit Salz würzen und gut verrühren. Verteilen Sie die Sauce über die Zutaten, schließen Sie den Burrito und wärmen Sie ihn auf oder genießen Sie ihn bei Zimmertemperatur.

Vollkornreispfanne mit Gemüse und Linsen

Zutaten

- 1 kleine Aubergine
- 1 kleine Zucchini
- 1 große Zwiebel
- 1 Karotte
- 10 ml natives Olivenöl extra
- 100 g Vollkornreis
- 2 g Salz (optional)
- 3 g schwarzer Pfeffer
- 5 g Oregano
- 6 g Bierhefeflocken (optional)
- 80 g gekochte Linsen

Vorbereitung

1. Um dieses Rezept für eine Gemüse-Vollkornreispfanne mit Linsen zuzubereiten, waschen Sie zunächst die Zwiebeln und die Karotten, die Sie zuvor geschält haben. Schneiden Sie sie in kleine Stücke und geben Sie sie in eine Pfanne mit hohem Rand und nativem Olivenöl extra.

2. Um das Gemüse anzubraten, geben Sie etwas Salz und bei Bedarf Wasser hinzu, nur ein wenig auf einmal. Waschen Sie die Zucchini und die Auberginen mit der Schale und schneiden Sie sie in Würfel.

3. Geben Sie das restliche Gemüse in die Pfanne und braten Sie weiter, bis alle Zutaten weich sind.

4. Geben Sie den zuvor gekochten und abgetropften Vollkornreis sowie die ebenfalls bereits gekochten Linsen hinzu. Die Linsen habe ich in einem Topf gekocht, also mehrmals abgespült und abgetropft.

5. Würzen Sie mit Salz, Oregano und schwarzem Pfeffer. Kochen Sie einige Minuten weiter und wenn Sie den Herd ausschalten, geben Sie die Bierhefe (oder geriebenen Käse, falls Sie kein Veganer sind) und einen Esslöffel kaltgepresstes Olivenöl hinzu.

Energieriegel mit getrockneten Aprikosen

Zutaten

- 1 Tasse getrocknete Aprikosen
- 2 Esslöffel Honig oder ein anderes natürliches Süßungsmittel
- 1 Esslöffel Sonnenblumenöl
- 2 Esslöffel Wasser
- 1/2 Tasse Cashewnüsse
- 1/3 Tasse Haferflocken
- 3/4 Tasse Kokosnussraspeln

Vorbereitung

1. Zerkleinern Sie die natürlichen, ungerösteten Cashewnüsse in einem Mixer, bis ein Pulver entsteht. Geben Sie diese Mischung in einen Behälter und bewahren Sie sie auf. Machen Sie dasselbe mit getrockneten Aprikosen.

2. Geben Sie die Kokosraspeln, die Haferflocken, den Honig und das Öl in die Küchenmaschine und mixen Sie, bis die Zutaten gut vermischt sind. Geben Sie schließlich die gemahlenen Cashewnüsse und einen Esslöffel Wasser in den Mixer und mixen Sie erneut, bis eine Paste entsteht.

3. In eine quadratische oder rechteckige, mit Backpapier ausgelegte Auflaufform geben Sie die Mischung aus allen Zutaten und streichen sie glatt, während Sie die Zubereitung gleichmäßig verteilen.

4. Legen Sie ihn für etwa eine Stunde in den Kühlschrank, nehmen Sie ihn heraus und schneiden Sie Scheiben in der gewünschten Größe ab. Sie können nun problemlos verzehrt oder 5-7 Tage im Kühlschrank aufbewahrt werden.

Lassen Sie mich nun kurz beschreiben, wie sich eine Woche Intervallfasten gestaltet:

Montag

Frühstück	Fastenzeit.
Morgensnack	Fastenzeit.
Mittagessen	Quinoa-Salat mit Huhn und Krautsalat.
Snacks	1 Glas fettarme Milch und Vollkornbrot.
Abendessen	Suppe aus verschiedenen Gemüsesorten. In der Mikrowelle gegarter Kabeljau mit Kartoffeln und einem Salat aus frischem Gemüse, wenn Sie möchten.

Dienstag

Frühstück	Fastenzeit.
Morgensnack	Fastenzeit.
Mittagessen	Salat aus Avocados, Feta und Kichererbsen.
Snacks	Ungesüßter Kräutertee und fettarmer Fruchtjoghurt.
Abendessen	Kalte Creme aus Avocado und Gurke. Gebratenes Schweinefilet mit Gemüse und Reisnudeln. Kirschen.

Mittwoch

Frühstück	Fastenzeit.
Morgensnack	Fastenzeit.
Mittagessen	Salat aus grünen Bohnen und Reis. Apfel.
Snacks	Kräutertee ohne Süßstoffe. Banane, Joghurt und Kirschen.
Abendessen	Omelette mit Paprika, Aubergine und Kürbis. Fischcarpaccio auf Salatblatt. Frische Erdbeeren.

Donnerstag

Frühstück	Fastenzeit.
Morgensnack	Fastenzeit.
Mittagessen	Leichte Cremesuppe mit Zucchini und gelber Paprika. Warmer Salat mit schwarzen Bohnen und Kartoffeln. Orange.

Snacks	Toast mit Avocado, Thunfisch und Mango auf Roggenbrot.
Abendessen	Gebratener Reis mit Mandeln mit Hühnchen und Paprika. Apfel.

Freitag

Frühstück	Fastenzeit.
Morgensnack	Fastenzeit.
Mittagessen	Salat aus Sardinen und grünen Bohnen. Banane.
Snacks	Kräutertee ohne Süßstoffe. Haferkekse mit ungesüßtem Joghurt.
Abendessen	Avocado- und Zucchinisalat mit Garnelen. Zwei gebackene Eier mit Tomaten und Pfeffer. Frische Kirschen.

Samstag

Frühstück	Fastenzeit.
Morgensnack	Fastenzeit.
Mittagessen	Nudeln aus roten Linsen und gebratenen Kirschtomaten. Kiwi.
Snacks	Glas fettarme Milch, Haferflocken und

	Kürbispfannkuchen mit frischem Obst.
Abendessen	Kalte Mangòsuppe und Blumenkohl-Grießsalat mit marinierten Garnelen und Avocado. Frische Aprikosen.

Sonntag

Frühstück	Fastenzeit.
Morgensnack	Fastenzeit.
Mittagessen	Salat aus Avocado und Quinoa mit Rindfleisch. Frische Erdbeeren.
Snacks	Müslischale mit Hafer, Joghurt und Früchten.
Abendessen	Vollkornnudelsalat mit Putenfleisch. Kürbiscremesuppe mit Käse. Apfel.

Erinnern Sie sich daran, dass es am besten ist, die Menüs an die besonderen Merkmale jedes einzelnen Verbrauchers anzupassen, um den größtmöglichen Nutzen zu erzielen.

Beim Fasten sollten Sie hingegen kalorienfreie Flüssigkeiten trinken, um den Körper gut mit Flüssigkeit zu versorgen. Beispielsweise Wasser, ein Light-Softdrink oder ein zuckerfreier Kräutertee.

Wenn Sie das Intervallfasten durchführen, können Ihnen diese Wochenmenüs bei der Entscheidung helfen, was Sie essen sollen. Es ist nämlich wichtig, dass Sie auf die Qualität der Lebensmittel achten, die Sie zu sich nehmen, indem Sie Gerichte auswählen, die sowohl sättigen als auch aus ernährungswissenschaftlicher Sicht vollwertig sind.

Fazit: Risiken, Ratschläge und wer das Intervallfasten nicht durchführen sollte

Trenddiäten wie das intervallfasten werden kaum oder gar nicht durch wissenschaftliche Beweise gestützt. Abgesehen von den Aussagen von Prominenten, Schauspielern und Schauspielerinnen, die die Vorzüge dieser Diät anpreisen, gibt es nicht viele Studien, die ihre Wirksamkeit belegen. Tatsächlich gibt es nicht viele Beweise, die diese Art der Ernährung unterstützen, abgesehen von den Aussagen der Menschen, bei denen sie funktioniert hat, und der Tatsache, dass keine gesundheitlichen Komplikationen oder Fettleibigkeit berichtet wurden.

Fehlende Studien und Untersuchungen zu diesem Thema

Einige Untersuchungen an Menschen, die allerdings begrenzt sind, deuten darauf hin, dass intermittierendes Fasten zur Gewichtsabnahme und zu einer besseren Herzleistung beitragen kann. Ebenso haben einige Studien an Labortieren darauf hingewiesen, dass intermittierendes Fasten den Glukosestoffwechsel verbessert.

Mehrere Studien haben gezeigt, dass Fasten die Insulinresistenz verringert, aber es ist umstritten, ob es den Menschen beim Abnehmen hilft. In diesen Studien muss man sehr vorsichtig sein, um Schlussfolgerungen über diese Diät zu ziehen.

Dennoch sind viele Fragen bezüglich der Sicherheit des intermittierenden Fastens noch nicht geklärt. Gehen manche

Menschen ein Risiko ein, wenn sie diese Praxis befolgen? Können Sportler es erfolgreich in ihre Routine integrieren? Kann man das intermittierende Fasten langfristig im Alltag fortsetzen oder ist es zeitlich begrenzt?

Auf der Suche nach Antworten

"Extreme" ist eine gemeinsame Initiative der öffentlichen Universitäten von Granada und Navarra. Ihr Ziel ist es, durch die Zusammenarbeit zwischen ihren Krankenhäusern Antworten auf einige wichtige Fragen zu finden.

In diesem Projekt soll untersucht werden, ob es Auswirkungen auf den Körper hat, wenn man seine Ernährung zeitlich begrenzt. Es soll herausgefunden werden, ob Fasten die Herzgesundheit verbessert und ob die Essenszeiten die Wirksamkeit einer Diät beeinflussen.

Die Vorteile des Fastens hängen davon ab, wann man es praktiziert. Es ist besser, früher oder später als üblich zu fasten.

"Extreme" ist eine medizinische Studie, die vor allem untersuchen soll, ob Fasten unserer allgemeinen Gesundheit schaden kann. Sie wurde nämlich an Personen im Alter von 30 bis 50 Jahren durchgeführt, die mindestens einen kardiovaskulären Risikofaktor aufweisen und übergewichtig sind.

Diese Personen wurden in vier verschiedenen Gruppen ernährt: kontrolliertes Fasten, frühes Fasten, spätes Fasten oder selbst auferlegtes Fasten.

Ein Team aus multidisziplinären Fachleuten verfolgt die Entwicklung der Teilnehmer während der Studie. Ihr Ziel ist es, festzustellen, ob der Zeitpunkt und die Dauer des Fastens den Gewichtsverlust beeinflussen. Keiner der

Teilnehmer verlässt das Programm, ohne dass ihm andere Behandlungsmöglichkeiten angeboten werden.

Welche Ernährungsweise entspricht am ehesten unserem natürlichen Rhythmus?

Unser Körper folgt einem zirkadianen Rhythmus oder einem periodischen Tageszyklus, der durch Licht und Dunkelheit reguliert wird.

Wir sind genetisch so programmiert, dass wir tagsüber aufwachen und nachts schlafen. Unsere biologischen Rhythmen werden durch eine Uhr synchronisiert, die sich in der Mitte des Gehirns befindet. Dadurch werden die Tage, die Nächte und die Pausen dazwischen erfasst. Diese Uhr reguliert alle anderen Körperuhren im Inneren unserer Augen, unserer Haut und anderer Gewebe. Dies wird als **zirkadianer Rhythmus** bezeichnet.

Fasten soll die Gesundheit verbessern, indem es den Zeitraum der Nahrungsaufnahme an den **zirkadianen Rhythmus** anpasst. Manche glauben auch, dass es sich positiv auf die Ernährung auswirkt.

Das Leben in den europäischen Mittelmeerländern führt zu einer Bevorzugung von Tagesaktivitäten, kürzeren Nächten und einer allgemeinen Verringerung der Schlafzeit. Außerdem sorgen ständige künstliche Lichtquellen und elektronische Geräte dafür, dass der Körper nicht merkt, dass es Zeit zum Schlafen ist. Infolgedessen verbringen die Menschen mehr Zeit mit Fernsehen oder Videospielen als mit Schlafen.

Was unseren Zeitplan für die Nahrungsaufnahme betrifft, so funktioniert unser Körper in einem 24-Stunden-Zyklus. Während dieser Zeit können wir die Nährstoffe aus den

Nahrungsmitteln, die wir essen, schnell aufspalten und aufnehmen;die Menschen halten sich jedoch nur wenig an diese natürlichen Rhythmen. Stattdessen entscheiden sie sich dafür, dem Lebensstil zu folgen, den sie sich zu eigen gemacht haben. Infolgedessen essen die Menschen oft, wenn sie Hunger haben, und nicht, wenn ihr Körper Nährstoffe benötigt. Gibt es eine effektivere Methode als das Biofasten, um Zeit zu sparen?

Es sollte die Wichtigkeit sozialer Interaktionen hervorgehoben werden

Viele glauben, dass Intervallfasten den Menschen hilft, aber könnte dieser Lebensstil auf unbestimmte Zeit aufrechterhalten werden? Es ist entscheidend zu verstehen, dass Ihr Sozialleben einen wichtigen Platz in Ihrem täglichen Leben einnimmt. Deshalb kann es schwierig sein, diese Diät durchzuhalten, wenn Sie in einem Land am Mittelmeer leben. Denn obwohl das Fasten für uns sehr gesund sein kann, kann es uns dennoch schaden, indem es uns davon abhält, an sozialen Aktivitäten teilzunehmen, wodurch wir uns schließlich langfristig von anderen isolieren.

Es stellt sich eine weitere Frage: Kann Sport auf nüchternen Magen sicher sein? Die Antwort liegt vielleicht in der Tatsache, dass eine Person, die fastet, möglicherweise einen niedrigen Blutzuckerspiegel hat. Die extremen Teilnehmer werden diese Frage in einer zweiten Forschungsphase untersuchen. Sie glauben, dass sie, wenn sie lange Zeit ohne Nahrung auskommen müssen, nicht in der Lage sein werden, Sport zu treiben.

Fehler, die Sie vermeiden sollten

Dies sind die Fehler, die viele Menschen machen, wenn sie mit dem Fasten beginnen. Passen Sie daher auf, dass Ihnen dies nicht widerfährt.

Direkt mit dem Fasten beginnen, ohne jegliche vorherige Vorbereitung

Bei einem intermittierenden Fastenprogramm wechseln Sie zwischen Zeiten des Fastens und Zeiten des Essens ab. Es gibt verschiedene Fastenmethoden: Sie können entweder eine bestimmte Fastenzeit festlegen oder sich für Mahlzeiten entscheiden, die Sie auslassen. Manche Menschen wählen schwierige Methoden, z. B. weniger Schlaf als üblich oder viel Sport.

Es kann für unseren Körper schwierig sein, sich an neue Essenszeiten zu gewöhnen. Das kann es uns so schwer machen, dass wir es nicht schaffen, die Fastenregeln einzuhalten, oder, schlimmer noch, nach zwei oder drei Tagen aufgeben.

Das Verschieben der Morgenmahlzeit und das Vorziehen der Abendmahlzeit um ein oder zwei Stunden ist ein guter Weg, um mit den Veränderungen zu beginnen. Wenn wir uns an die neuen Zeiten gewöhnt haben, können wir die Essenszeiten weiter anpassen, bis wir den gewünschten Fastenzeitplan erreicht haben.

Eine zu lange Fastenzeit auswählen

Fasten, egal wie lange es dauert, hat viele positive Auswirkungen auf den Körper. Deshalb ist es wichtig, dass Sie dasjenige finden, das Ihnen am besten bekommt, anstatt zu versuchen, dasjenige zu machen, das am längsten dauert. Es gibt viele verschiedene Arten des Fastens, z. B. 12/12, 18/6, 24/0 oder 48-Stunden-Fasten. Viele Menschen probieren lieber die längste aus, in der Hoffnung, bessere Ergebnisse zu erzielen.

Dennoch ist ein anspruchsvolles Programm immer schwer zu befolgen, es sei denn, Sie glauben, dass Sie Ihre Routine leicht ändern können. Wenn Sie sich aber erst einmal eine Routine zugelegt haben, die leichter zu befolgen ist, können Sie sie beibehalten oder ändern, wenn Sie möchten.

Schlechte Planung des Fastens

Bevor Sie mit einem intermittierenden Fastenprogramm beginnen, sollten Sie sich genau überlegen, welche Art des Fastens Sie wünschen, zu welchen Zeiten Sie normalerweise essen, wie lange Sie normalerweise trainieren und welche anderen Aktivitäten Sie normalerweise während der Woche durchführen. So können Sie Ihren Tagesablauf besser planen und Fehler vermeiden. Vorausplanen kann Ihnen helfen, auf fast jede Situation vorbereitet zu sein. Es ist wichtig, den Überblick über Ihren Tagesablauf zu behalten, ebenso wie darüber, was Sie zu essen planen und ob Sie im Voraus zubereitete Speisen einplanen müssen. Wenn Sie Pläne mit anderen Personen haben, ist es ebenfalls wichtig, sich zu überlegen, wie Sie reagieren werden, wenn sich Ihre Pläne zerschlagen. Wenn Sie andere wichtige Faktoren berücksichtigen, können Sie sich Klarheit verschaffen.

Essen, ohne auf Kalorien und Nährwerte zu achten

Das Fasten sagt uns nicht, was wir essen dürfen, sondern beweist nur, dass wir uns dafür entschieden haben, auf unsere Gesundheit zu achten. Um ein Ziel zu erreichen, egal welches, müssen wir mehrere Faktoren berücksichtigen, bevor wir fasten. Zunächst einmal: Wenn wir in kürzerer Zeit mehr Kalorien zu uns nehmen, als wir verbrennen, werden wir kein Gewicht verlieren.

Neben ungesunden Lebensmitteln führt auch der regelmäßige Verzehr von verarbeiteten Lebensmitteln, die reich an Zuckerzusatz und Transfetten sind, zu gesundheitlichen Problemen, selbst wenn wir fasten. Um ein Ziel zu erreichen, ist es daher entscheidend, auf die richtige Auswahl der Lebensmittel zu achten.

Unrealistische Erwartungen wecken, die zu Frustration führen

Langfristig kann das Intervallfasten unsere allgemeine Gesundheit verbessern und uns beim Abnehmen helfen. Es wird jedoch keine Wunderlösungen für Probleme bieten, die wir vielleicht schon am ersten Tag haben. Es kann sein, dass wir fast sofort beginnen, eine Verringerung unseres Magenvolumens oder eine Verbesserung unseres Verdauungssystems zu bemerken. Es ist jedoch unwahrscheinlich, dass wir andere unmittelbare Auswirkungen sehen. Er bewirkt keine Wunder von selbst. Parallel zu dieser Veränderung müssen auch andere gesunde Lebensentscheidungen getroffen werden, um die besten Ergebnisse zu erzielen.

Sofort vielversprechende Ergebnisse erwarten

Es ist unwahrscheinlich, dass das Fasten an einem einzigen Tag die Gesundheit erheblich verbessern oder das Körpergewicht reduzieren kann.

Selbst wenn das Fasten mit großen Hoffnungen und Erwartungen angegangen wird, kann es sein, dass der Fastende frustriert ist und das Protokoll abbricht. Fasten soll nicht auf magische Weise die Gesundheit verbessern, sondern vielmehr Teil einer langfristigen Änderung des Lebensstils sein. Es dauert Monate oder sogar Jahre, bis man sich neue Gewohnheiten angewöhnt hat.

Tipps für einen erfolgreichen Start in das Intervallfasten

Intervallfasten verbessert das allgemeine Wohlbefinden Ihres Körpers, indem es den Gewichtsverlust anregt.

Durch Fastenperioden können wir die Menge an Kalorien, die wir verbrennen, erhöhen, die Zellen reparieren und den Appetit zügeln.

Hier sind einige der effektivsten Tipps für das intervallfasten. Sie werden Ihnen helfen, nicht aufzugeben.

Lassen Sie sich von einer Fachkraft über Ihre speziellen Bedürfnisse beraten, bevor Sie sich über diese Ernährungsweise informieren.

✓ Fasten Sie anfangs nur einige Stunden. Steigern Sie die Dauer dann schrittweise.

✓ Wenn Sie fasten, planen Sie die Zeiten für Ihre Mahlzeiten, damit Sie wissen, wann Sie essen sollten.

✓ Fasten ist keine Diät, betrachten Sie es als eine Lebensweise.

✓ Vermeiden Sie einen leeren Magen während der Fastenzeiten, indem Sie kalorienfreie Getränke zu sich nehmen.

✓ Versuchen Sie, Ihren Geist den ganzen Tag über beschäftigt zu halten, damit Sie nicht ständig auf die Uhr schauen. Wenn Sie wieder essen können, versuchen Sie, die Fastenzeit mit der Zeit abzustimmen, zu der Sie ins Bett gehen oder arbeiten.

✓ Fasten sollte nicht als Diät betrachtet werden, bei der wir auf Nahrung verzichten, sondern vielmehr als gesunde Lebensweise, die unsere allgemeine Gesundheit fördert. Es handelt sich nämlich nicht um eine Methode zur Gewichtsabnahme, sondern lediglich um eine gesündere Lebensweise.

Diese Ernährungsweise verbessert den Blutzuckerspiegel, indem die Nahrungsaufnahme über mehrere Stunden hinweg eingeschränkt wird. Indem die Zeit, in der die Nahrung aufgenommen wird, drastisch verkürzt wird, sinkt der Blutzuckerspiegel.

Menschen, die sich nach dieser Ernährungsweise ernähren, sind häufig darauf bedacht, ihre Cholesterin- und Triglyceridwerte zu verbessern und ihre Herz-Kreislauf-Gesundheit zu erhalten. Zu ihren Vorteilen gehören gesündere Arterien und Gewichtsverlust.

Diese Methode führt zu einem längeren Leben, wenn sie bewusst und ausgewogen praktiziert wird.

Verschiedene spezifische Parameter müssen beachtet werden, um ein gesundes und sicheres Fasten zu gewährleisten. Es gibt vier Schlüsselfaktoren, die beim sicheren Fasten beachtet werden müssen. Diese wurden von Wissenschaftlern identifiziert :

- In den ersten zwei Wochen der Anwendung können Nebenwirkungen wie Schwindel, Kopfschmerzen und weicher Stuhlgang auftreten. Diese Symptome werden durch die Anpassung des Körpers an die neue Routine verursacht. Das Trinken von mehr Wasser beugt einer Dehydrierung vor und lindert Kopfschmerzen.
- Manche Menschen haben ihre hochintensiven Übungen beibehalten, während sie jeden zweiten Tag gefastet haben. Die Forschung deutet jedoch darauf hin, dass es in Fastenperioden besser ist, nach dem Sport zu essen.
- Während der Fastentage wird vorgeschlagen, ballaststoffreiche Lebensmittel wie Vollkorngetreide und Gemüse zu essen. Es ist daher sehr empfehlenswert, während der Fastentage Obst zu essen, da es reich an Ballaststoffen ist.
- Alkohol sollte niemals auf nüchternen Magen konsumiert werden. Es wird nicht empfohlen, während des Fastens alkoholische Getränke zu sich zu nehmen.

Wer sollte kein Intervallfasten durchführen?

Die folgenden Personen sollten kein Intervallfasten durchführen:

- Schwangere oder stillende Frauen.
- Kinder unter 12 Jahren.
- Personen, die unter Essstörungen gelitten haben.
- Personen mit einem niedrigen Körperfettanteil.
- Studien zeigen, dass Menschen, die im Schichtdienst arbeiten, aufgrund ihres variablen

Arbeitsrhythmus Schwierigkeiten haben, gesunde Essgewohnheiten aufrechtzuerhalten.

- Während längerer Fastenperioden ist es wichtig, Medikamente mit Nahrung einzunehmen, z. B. wenn Sie unter Bluthochdruck leiden.

Wie Sie wahrscheinlich schon festgestellt haben, ist das intermittierende Fasten eine hervorragende Möglichkeit, auf Ihre Ernährung zu achten und gleichzeitig Ihren Körper dazu zu bringen, gespeichertes Fett zu verbrennen.

Literaturverzeichnis

- Patterson RE, et al. Metabolic effects of intermittent fasting. Annual Review of Nutrition. 2017; doi:10.1146/annurev-nutr-071816-064634.
- Cioffi I, et al. Intermittent versus continuous energy restriction on weight loss and cardiometabolic outcomes: A systematic review and meta-analysis of randomized controlled trials. Journal of Translational Medicine. 2018; doi:10.1186/s12967-018-1748-4.
- Mattson MP, et al. Impact of intermittent fasting on health and disease processes. Ageing Research Reviews. 2017; Doi: 10.1016/j.arr.2016.10.005.
- Tipos de ayuno intermitente, tomado en octubre de 2022, Vitonica https://www.vitonica.com/dietas/tres-tipos-ayuno-intermitente-que-iniciarte-esta-practica
- Lucas Hatchwell Dylan J Harney Michelle Cielesh Yen Chin Koay John F. O'Sullivan Marcos Larance El análisisis multimodo de la respuesta al ayuno intermitente en ratones identifica un papel inesperado para HNF4α
- Álvaro Hermida Qué hacer frente a las enfermedades inflamatorias intestinales, colitis y Crohn https://www.alimente.elconfidencial.com/bienestar/2020-10-28/colitis-ulcerosa-enfermedad-de-crohn_2005010/
- Gesundheit für den Menschen: Was können die Folgen einer ungesunden Ernährung sein? https://asscat-hepatitis.org/salud-para-el-higado-

cuales-pueden-ser-las-consecuencias-de-una-dieta-
no-
saludable/#:~:text=El%20consumo%20excesivo%
20de%20az%C3%BAcar,cirrosis%20hep%C3%A
1tica%20e%20incluso%20c%C3%A1ncer.
* Campbell, K (2017) Hacia una mejor comprensión
  del vínculo entre síndrome del intestino irritable y
  ansiedad y depresión. Gut Microbiota For Health.
* Mearin F, Montoro M.A. Síndrome de Intestino
  Irritable (Reizdarmsyndrom). Intestino delgado y
  colon. Instituto de Trastornos Funcionales y
  Motores Digestivos. Centro Médico Teknon.
  Barcelona. Unidad de Gastroenterología y
  Hepatología. Hospital San Jorge. Huesca.
  Departamento de Medicina, Psiquiatría y
  Dermatología. Universidad de Zaragoza.

* Intervention to increase physical activity in irritable
  bowel syndrome shows long term positive effects
  (2015). World J Gastroenterol. Jan 14; 21-(2): 600-
  608
* Heiman, D et al. irritable bowel syndrome in
  athletes and exercise. (2008) Current Sports
  Medicine Reports. Volume 7 p. 100.1003.
* Feldman M, et al., eds. Gallstone disease. In:
  Sleisenger and Fordtran's Gastrointestinal and
  Liver Disease: Pathophysiology, Diagnosis,
  Management. 11th ed. Elsevier;
  2021.https://www.clinicalkey.com. Zugrunde
  gelegt June 16, 2021.
* Gallstones. National Institute of Diabetes and
  Digestive and Kidney Diseases.

https://www.niddk.nih.gov/health-information/digestive-diseases/gallstones?dkrd=hispt0204. Zugrunde gelegt June 16, 2021.

- Cholelithiasis. Merck Manual Professional Version. https://www.merckmanuals.com/professional/hepatic-and-biliary-disorders/gallbladder-and-bile-duct-disorders/cholelithiasis. Zugrunde gelegt June 16, 2021.
- Rajan E (Expertenmeinung). Mayo Clinic, Rochester, Minn. July 22, 2019.

9 781088 110867